プロローグ

〔2018年11月28日　香港《ホンコン》〕

石原先生、次のセッションで[illegible]予定ですが登壇するか？　阿久津

　その日の朝、私は虎ノ門にある文部[illegible]第三会議室にいた。これから文部科学審議会と厚生労働審議会による「ヒ[illegible]ム編集技術等を用いる研究に関する合同会議」が開催されるのだ。この日[illegible]b上で公開されていた「ヒト受精胚に遺伝情報改変技術等を用いる研究に[illegible]案に対して、一般から寄せられたパブリックコメントの結果について、[illegible]あった。この1か月の期間に、この倫理指針案について16件の意見が寄せられていた。

　しかし、一夜にしてそんな協議どころではなくなっていた。前日から各新聞やテレビ局

は、中国発のニュースで大騒ぎになっていた。中国の深圳《しんせん》市にある南方科技大学の准教授（当時）の賀建奎（He Jiankui）、すなわちDr. Heがゲノム編集により子どもを誕生させたという。当初はネットメディアが、そして追いかけるように欧米各種メディアが、この〝事件〟を伝えたのだ。

私は文科省の会議室で、持参したラップトップをiPhone経由でインターネットにつなぎ、会議開始前に取り急ぎ1通のメールを送った。私の友人で共同研究者である、国立成育医療研究センターの阿久津英憲部長に向けて。阿久津さんは、今まさに11月27日から開催中の「第2回国際ヒトゲノム編集サミット」に出席するため、この合同会議を欠席して香港に出張しているのだ。

阿久津先生、おはようございます。香港出張ありがとうございます。中国の受精胚ゲノム編集について、騒ぎになっていますが、何かおわかりのことがありますか。石原

阿久津さんからすぐに届いた返信が、冒頭のメールだ。この時点では、現地でも情報は

まだ確定していたわけではなかった。渦中のDr. Heはこの後、香港の会議場の壇上に姿を現した。そして、彼の手によりゲノム編集を施したルルとナナという双子の女児が生まれたと公式に報告したのだ。この「第2回国際ヒトゲノム編集サミット」は、もともと事前から多くの関心を集めていたため、各国の研究者ばかりではなく、メディア関係者なども数多くの出席があった。今思えば、発信手段を十分に利用できる出席者が多数あったことが、その後の迅速で大量のニュース報道につながったのだろう。たとえば、BBCニュースは11月29日付で以下のように伝えた。[*1]

〈賀建奎准教授は、世界で初めてゲノムを編集した赤ちゃんを作り出したと主張し、世界に衝撃を与えた。香港の国際会議に出席した賀氏は28日、自分の研究の正当性を主張した。

香港大学で開かれたヒトゲノム編集国際会議で発言した賀准教授は、HIV（エイズウイルス）に感染しないよう遺伝情報を書き換えた双子の女の子が産まれたと主張して以降、初めて公の場に現れ、自分の研究成果を「誇りに思う」と述べた。

ゲノム編集の技術を使ったという研究内容は、他の研究者の査読による検証がされていない。

多くの研究者は賀准教授の主張を非難している。准教授が主張するような遺伝子編集は、中国を含めてほとんどの国で禁止されている。〉

この報道は、この時点で明らかになったことにとどまらず、一般的に私たちがさまざまな研究について、考えなければならない重要な問題点を数多く示唆している。科学研究がどのように企画され実行されているのか？　研究の自由とは何か？　研究に対する規制とは？　研究結果の発表方法は？　研究の検証可能性は？　研究の評価は？　研究の公開方法は？　研究に対して行われる手続きは？　研究についての報道は？など。そして、研究者の姿やあり方について、多くの研究者ばかりでなく、すべての人々の心の中にもやもやした疑念やさまざまな不信感をもたらしたといえる。
Dr. Heの研究には、後になって、他にも数々の疑問点が明らかになった。そもそも、ゲノム編集により改変したヒト受精胚を子宮に移植するという「臨床応用」を行ってしまったことが最大の問題なのであるが、対象とされたゲノム改変がヒト免疫不全ウイルス（ＨＩＶ）感染防御のためであるとされ、この目的そのものから疑問符がつく。ＨＩＶの感染防御のためには、他にも有効な代替手段があり、すでに広く用いられている。たとえば、ヘテロセクシュアルカップルのうち男性のみがＨＩＶ陽性の場合、精子を洗浄して人工授精や体外受精をすることが、感染リスクを減少させるのに有効であることがわかっている。したがって、ＨＩＶの感染防御のためのゲノム編集など、医学的にまったく不必要と考えられるのである。またさらにその後、かの研究について、研究倫理審査書類の捏造《ねつぞう》が行われていたことや、患者へのインフォームドコンセントがまったく不備だったことも明るみに出たのである。

さて、私は大学病院などで30年以上生殖医療に関わってきた産婦人科医であるが、同時に家族形成や社会・文化に及ぼす生殖医療の影響に関心を持ち続けてきた。この本の内容は、これまで20年余り、さまざまな研究者や医師、法律家や政府関係者など、私が多くの共同研究者の方々とともに、あちらこちらを訪問してインタビューした時に、新たに知ったことや確認したこと、そして、さまざまに考えて思いをめぐらせたこと、またその中で読者の皆さんに是非伝えなければいけないと思ったことなどを、いくつかのテーマ別に整理して再構築したものである。約20年分の私の「日記」でもある。

この間に世の中、世界に起こったことは、言うまでもなくたくさんある。しかし、医学・生物学など、私が特に関係する分野においては、21世紀になってからの最重要なキーワードのひとつが「ゲノム」だと思っている。ワトソン（James D Watson）とクリック（Francis HC Crick）がDNA（デオキシリボ核酸）の二重らせん構造を解き明かした功績により、ノーベル生理学医学賞を受賞したのは1962年だから、約60年も前のことになる。けれども、一般の多くの人が遺伝情報のことを指す言葉として「ゲノム」を認知したのは、ヒトのゲノムの全塩基配列を解析するために1990年に開始された「ヒトゲノム計画（Human Genome Project）」が、予定よりも早く2003年に完了した頃ではないだろうか。それまで自分にはあまり関係ないと思っていた「ゲノム」が、なにやら少し身近に感じられるようになったのがこの頃ではないか。

1962年から今日に至る間、そもそも生化学や分子生物学など基礎医学に出自を持つ

「ゲノム」という概念は、医学・生物学研究ばかりでなく、さまざまに臨床応用され、日常的に会話に用いられる状況にまで発展してきたことは間違いない。現在メディアでは、毎日のように新型コロナのウイルスゲノムの変異の話をしている。そして、前世紀末から「ヒトゲノム計画」完了に至る前後までの間に芽生えた「ゲノム医学」は、進化における役割や人類遺伝学における重要性のみならず、昨今は、その社会・文化的意義や課題についても、その検討・評価がなされるようになってきたと思われる。

それはなぜか。

この本では、ひとりの産婦人科医が、先行研究の文献調査をしたり椅子に座って思索考案することばかりではなく（正直に言うと、椅子で居眠りもだいぶしましたが）、あちらこちらを駆け回って、さまざまな専門家に教えを請い、現場で本当に起こっている事実を調査するという方法で、「ゲノム」の今日的な意味を示そうとがんばった日々を綴《つづ》った。どうぞ最後までお付き合いください。

なお、Dr. Heは、その後、大学を解雇され消息不明になっていた。２０１９年末になり、ゲノム編集したヒト胚を移植した彼の行為は、違法な医療行為とされ、深圳の裁判所で3年間の禁固と300万元（当時のレートで約4700万円）の罰金の有罪判決を受けたと報道された。[*2] また共同研究者の同僚2人も同時に有罪となった。

＊1 https://www.bbc.com/japanese/46381383（2022年7月10日確認、以下同）

＊2 https://www.theguardian.com/world/2019/dec/30/gene-editing-chinese-scientist-he-jiankui-jailed-three-years

目次

図版作成／ウエイド

1　ゲノム編集の深淵《しんえん》

ゲノム編集の仕組み

まず、ゲノム編集について押さえておこう。

そもそもゲノム編集という技術は、生物の遺伝情報が書き込まれているDNAなどを人為的に改変する方法のひとつである。たとえば、これまで自然発生的に起こる遺伝情報の変異が偶然に積み重なること（突然変異と言われる）に主に頼ってきた動植物の品種改良などにおいて、ゲノム編集は画期的な意義を持つ。つまり、変異を起こさせたい部位に狙いを定めることと、変異に必要とする時間を短縮することが可能になるのだ。実際に、ゲノム編集技術で改良された特定の栄養価が高いトマト（GABAというアミノ酸が多く含まれる品種）が市場に投入されるというニュースや、食用可能な部分の割合が大きい鯛《たい》などについての最近の報道をご記憶の読者も多いことだろう。

この本では、ゲノムの問題により発生するさまざまな病気の話を取り上げようと思う。もし、原因がゲノムの異常ならば、ゲノムを治療するのが、もっとも効果的な治療となることはおわかりになるだろう。たとえば、高血圧の治療のためにさまざまな仕組みの薬を

図1　ゲノム編集の仕組み

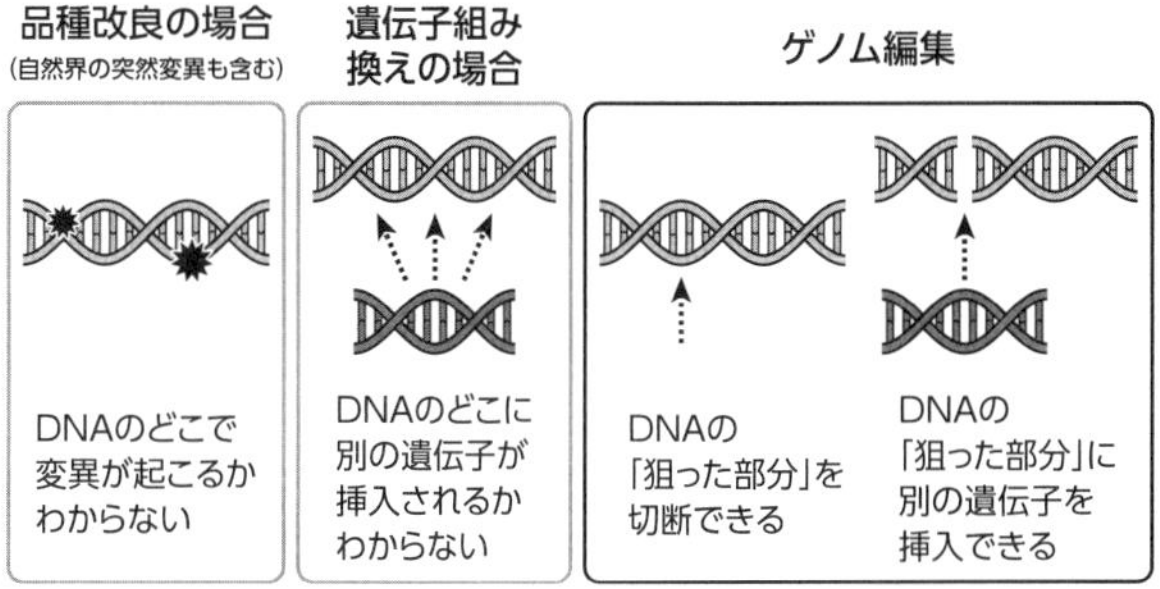
品種改良の場合
(自然界の突然変異も含む)
遺伝子組み換えの場合
ゲノム編集
DNAのどこで変異が起こるかわからない
DNAのどこに別の遺伝子が挿入されるかわからない
DNAの「狙った部分」を切断できる
DNAの「狙った部分」に別の遺伝子を挿入できる

使う治療が現在行われている（対症療法である）が、もし、高血圧を起こすゲノム異常を修正できれば、よりわかりやすい原因療法となる。

　このゲノム編集というアプローチは、まず１９９０年代に着手され、その後技術的に数多くの進歩があった。中でも特筆すべきことは、２０１２年にジェニファー・ダウドナ（Jennifer Doudna）らにより発明され、[*1]２０２０年にノーベル化学賞の授与対象となったCRISPR/Cas9という方法を用いる技術の開発である（図1）。このガイドＲＮＡ（染色体上の標的ＤＮＡ配列に酵素を導く役割を果たす核酸）と酵素を組み合わせた新たな酵素を用いる画期的な方法により、狙い通りのゲノムを意図的に改変することがより容易になったのである。たとえば、狙った部分の遺伝子の機能を失わせることや、新たな機能を付け加えることなどが可能なのだ。もちろん、ゲノム編集は、すべての生物を対象にできるわけだから、ヒトゲノムを対象とすることも可能だ。

したがって、ゲノム編集技術をヒトゲノムに用いることを考えた時、そこに潜在的に含まれるさまざまな問題や課題は、プロローグで紹介したDr. Heの研究に関する報道以前から、関係者の間では広く認識されていた。たとえば、運動能力向上のために行われるドーピングは、酸素を運ぶ赤血球を増加させる物質や筋肉増強作用のある物質などが用いられた歴史があり、スポーツの世界ではもちろん禁止された。しかし、自らの体の中でこのような物質がより多く産生されるようにする、いわばゲノムドーピングのような行為、エンハンスメントと呼ばれるゲノム編集が行われることがあり得るのではないか。

ゲノム編集の最終的ターゲット

Dr. Heによるヒトゲノム編集から遡《さかのぼ》ること3年、「第1回国際ヒトゲノム編集サミット」が、2015年12月に米国ワシントンD.C.で開催された。この会議は、主に米国、英国、中国の代表者が集い、特に「ヒトの生殖系列細胞（胚や卵子、精子など）に対してゲノム編集技術を用いることの倫理的問題」を検討することを目的としていた。そして、基礎研究や前臨床研究・臨床研究を、法律や倫理指針・ガイドラインで規制することについて、合意が得られた。

なぜなら、ゲノム編集という技術を応用する最終的なターゲットとなるのは、卵子や精子など生殖系列の細胞であることはおそらく間違いないからだ。

生殖系列細胞を狙う理由を説明しよう。たとえば、ある遺伝性の疾患について、ある特定の個人の遺伝子治療をしたところで、その個人の生殖細胞（卵子や精子）から生まれる次の世代（子どもたち）では、ふたたび同じ対応（遺伝子治療）を迫られることになる。だから次世代以降にも有効となるはずの、卵子や精子のもととなる生殖系列細胞を狙うことになるのだ。つまり、生殖系列の細胞のゲノムを改変すれば、それはその後の世代に原則として引き継がれることになる。

ところが、さまざまな遺伝性疾患の治療のために、生殖系列細胞のゲノム編集が有用である可能性は考えられるものの、まだまだ研究による知見が十分でないことが明白だった。だから、サミットの後発表された声明では、生殖系列細胞のゲノム編集臨床応用の可能性については、今後も定期的に再検討する必要があるとした。すなわち、生殖系列細胞のゲノム編集は、いわば一時的停止＝モラトリアムになったのである。[*2]

そもそも、この「第1回国際ヒトゲノム編集サミット」以前に、この会議の開催を企図するに至る直接的な理由があった。それは、2015年春に、ヒト受精胚を対象としたゲノム編集の基礎研究についての論文が、中国の研究グループにより初めて報告されたことだった。[*3] つまり、ヒト受精胚のゲノム編集が、この時点でにわかに地平線の上に見えてきたのだ。

わが国でも、内閣府総合科学技術・イノベーション会議の生命倫理専門調査会が、ゲノム編集に関連する問題について、すぐに検討を開始した。そして、「第1回国際ヒトゲノム編集サミット」において、基礎研究は適切な規制のもとに進めるべきであるとする一方、生殖系列細胞のゲノム編集は現時点で認められないと結論づけられたことも、わが国におけるその後の検討の進め方に、大きく影響した。プロローグで紹介した「ヒト受精胚へのゲノム編集技術等を用いる研究に関する合同会議」の開催は、わが国におけるゲノム編集技術に関連する「倫理指針」の整備が、いよいよ最終段階に来ていた時期であった。

急がれたゲノム編集への対応

一方、世界中の国々でゲノム編集の応用について、迅速な対応が取られていた。さらに、それぞれの国における規制に加えて、国際的な規制の枠組みが必要であることが明白であった。このため、ＷＨＯ（世界保健機関）は２０１９年に、ヒトゲノム編集の規制などの国際基準を作成することを目的として、新たに専門家会議を組織した。世界15か国からさまざまな異なる専門分野を持つ18人の委員が集められ（わが国からは、大阪大学の加藤和人《かずと》教授が参加した）、科学的、倫理的、社会的、法的課題などを検討することになったのである。ＷＨＯは、２０２１年７月に、この専門家会議の報告書を公表した。[*4] この報告書のポイントは、ヒトゲノム編集研究の国際的なデータベースへの登録を義務付け、研究内容の公開性を維持することなどであった。しかし、この報告書が述べるように、最終的には各国の法律などによる規制に依存せざるを得なくなることは明らかであった。

先述したDr. Heの一件は、ゲノム編集という技術を臨床応用してしまったことが「事件」なのであるが、実は「生殖」を理解するための基礎研究において、この技術は、きわめて重要な役割を果たすことが期待されている。子どもを持ちたいのになかなか希望の叶《かな》わない不妊症や、妊娠はするものの流産するため子どもを持てない不育症の当事者にとって、現在の生殖医療はけっして万能ではない。その理由は、妊娠成立のごく初期の部分について、ヒトでは、まだまだよくわからないことがたくさん残っているからである。

　そもそも、卵子と精子が受精して胚となり、初期の胚が発育して子宮に着床することで妊娠が成立するわけだが、この過程がうまくいかない場合がある。着床後に胎盤が形成され、胚は胎児に成長していく。しかし、その途中で発生や成長が止まる、あるいは遅れるなど通常通りに進まない場合もある。おそらくは発生初期の遺伝子発現の異常が関わると思われる遺伝性・先天性疾患も多数ある。ヒトにおけるこれらの分野の研究は、まったく立ち後れているというのが実情である。なぜなら、これらのダイナミックな展開が、すべて子宮内で起こっているため、ヒトでの研究ができないからだ。これに加え重要なのは、この時期の胚の初期発生については、ヒトと種々の実験動物では、進行していくメカニズムが大きく異なることだ。

「ヒトでやる前になぜ実験動物で研究できないのか」というしばしば行われる指摘はもっ

ともなのだが、残念ながらこの分野では、動物実験では限界があると言わざるを得ない。すなわち、この時期の胚発生研究のために期待できる実験系のひとつは、きわめて単純化して述べることが許されるとすれば、ヒト卵子あるいは精子について、目的とする特定のゲノムを編集して一部改変させた上で受精させ、その後の胚発生過程がどうなるか、観察することなのである。

＊1　Jinek M et al., A Programmable Dual-RNA-Guided DNA Endonuclease in Adaptive Bacterial Immunity, *Science*, 337(6096): 816-821, 2012.

＊2　https://www.nationalacademies.org/our-work/international-summit-on-human-gene-editing　国際ヒトゲノム編集サミットについては、このＷｅｂサイトに詳しい

＊3　Liang P et al., CRISPR/Cas9-mediated gene editing in human tripronuclear zygotes, *Protein Cell*, 6(5): 363-372, 2015.

＊4　https://www.who.int/publications/i/item/9789240030404

2　子どもを持つこと、持たないこと

「子どもを2人持つ」というこだわり

〔2014年9月2日　フェロー諸島〕

共同研究者の出口顯《あきら》・島根大学教授と私がインタビューしている女性は、この国にたった2人しかいない産婦人科医のうちのひとり、カトリン・コルスベリ（Katrin Kallsberg）医師である。北大西洋のアイスランドと英国の間に位置するここフェロー諸島は、人口5万人たらずのデンマーク自治領で、外交軍事など以外は独立した国家である。デンマーク本土とは、言葉が異なり、紙幣が異なり、またEU非加盟国である。コペンハーゲンから2時間強のフライトだから、いわば羽田《はねだ》から沖縄に行くくらいの距離感のところにある島々だ。この国唯一の総合病院である国立病院に勤務するカトリンは、年間約600件の分娩《ぶんべん》と婦人科手術、外来診療を同僚1人とともに切り回している、2人の子どもを持つシングルマザーである。この病院の産婦人科医の定員は3名だそうだが、そのひとつが空席だという。また、彼女のすでに亡くなったお父さんも医師で、以前はフェロー諸島でクリニックを開いていたそうだ。

カトリン「フェロー諸島では、子どもを2人持っていることが、そもそも家族の証明なのです。女性1人が出産する子どもの数を示す合計特殊出生率（筆者注：1人の女性が生涯に産む子どもの数として、汎用される統計数値）は、ヨーロッパ諸国の中では高い方で、約2・3です。医療費は基本的に無料ですが、フェロー諸島政府は、40歳までの女性に対して、2人子どもを持てるまで、体外受精（IVF）など生殖医療の治療費も支払います」

私「でも、この島にIVFなどの治療のできる施設はあるのですか」

カトリン「こちらの病院の外来診療で、子どもを持つ希望の叶わないカップルについて、まず正確な診断に必要な、いろいろな検査をします。その結果、もしIVFなどが必要だとわかった女性には、デンマークのコペンハーゲン、またはアイスランドのレイキャビクにある専門施設を、治療のために紹介します。その場合、治療費に加えて、海外渡航するための交通費や滞在費も、もちろん国が負担します」

「子どもを持つこと」は、フェロー諸島では、それほど大切なことと考えられているのだ。なにしろ子どもを持つために外国へ渡航して治療することについても、すべて国が負担しているくらいである。

そもそも私が、プロの人類学者である出口さんと、この時フェロー諸島を訪れた主な理由は、この島々が世界中で人口あたりもっとも多数の国際養子を受け入れている国であり、そのために国際養子についての国際会議が開かれた経緯があったからだ。国際養子という制度は、多くの課題や問題を含み得る家族形成の方法であるが、少なくとも欧米諸国、特に北欧においては、家族を持つための有力な手段のひとつとして、これまで、さまざまに国が関わるシステムとして運用されてきた実績がある。私たちも、それまでのスウェーデン、ノルウェー、デンマーク、フィンランド、アイスランドなど北欧各国の調査で、その点はよく承知していた。また、不妊治療の結果、家族を持つことができなかった場合、その代替手段として、国際養子はしばしば考慮されてきた。しかし、「子どもを持つこと」、「家族を持つこと」に対するこの国の人々のこだわりと、国や社会を挙げてのさまざまな支援のあり方の可能性が、カトリンの話を聞くことで、改めて浮き彫りになった気がした。

たとえば、この国では養子を持つと、1人について7万5000クローネ（当時のレートで約130万円）の補助が国から支給される。[*1] また、実子、養子にかかわらず、子どもを持つと42週間の育児休暇が与えられるが、養子の場合はこれに追加して、子どもが来る前4週間の育児休暇が与えられる。私たちは、この時の調査で、国際養子としてこの島にやってきて成人し、すでに自分の家族を持っている既婚女性、また最近になって国際養子を迎えたレズビアンの独身女性など、さまざまな国際養子のいる家族を訪れインタビューすることができた。

子どもを2人持てない国

それでは、わが国では「子どもを持つこと」について、人々はどのように考えているのだろうか。

国立社会保障・人口問題研究所は、ほぼ5年ごとに「出生動向基本調査（結婚と出産に関する全国調査）」を行い、その結果を公表している。2021年に行われた第16回調査の「結果の概要」[*2]では、夫婦の最終的な出生子ども数の平均値は1・90人であるが、50・8%の夫婦が2人の子どもを持つ一方で、子ども1人の夫婦の割合が増加している。

子どもの数についての考え方はというと、夫婦にとって理想的な子どもの数（理想子ども数）の平均値は2・25人であったが、何人の子どもを持つつもりでいるか（予定子ども数）については、平均値は2・01人であった。

理想の数の子どもを持たない理由として、52・6%が「子育てや教育にお金がかかりすぎる」ことを挙げていたが、「ほしいけれどもできないから」と不妊を理由に挙げるケースが23・9%あり、2002年の調査の15・7%から大きく上昇している。また、「高年齢で生むのはいやだから」という回答も40・4%あるのだ。同様に「健康上の理由から」を挙げるケースも17・4%あった。

つまり、「予定子ども数が理想子ども数を下回る」、そして「最終的な出生子ども数がさらに下回る」主たる理由は、子育てや教育にかかるお金であることは間違いないと思われるものの、病気や不妊症などを含む身体的な問題が関係する場合も少なからずありそうだ。

わが国の少子化の背景にある子どもの数についての人々の理想と現実のギャップには、こ

図２　調査・年齢別にみた、未婚者の平均希望子ども数

	年齢	第9回調査 (1987年)	第10回 (1992年)	第11回 (1997年)	第12回 (2002年)	第13回 (2005年)	第14回 (2010年)	第15回 (2015年)	第16回 (2021年)
【未婚男性】	18〜19歳	2.30人	2.19	2.21	2.18	2.15	2.09	1.97	1.97
	20〜24歳	2.30	2.25	2.15	2.05	2.11	2.09	1.95	1.85
	25〜29歳	2.30	2.22	2.14	1.99	2.05	2.05	1.91	1.86
	30〜34歳	2.26	2.21	2.13	1.98	2.01	1.92	1.83	1.58
	総数(18〜34歳) (客体数)	2.30 (2,929)	2.23 (3,672)	2.15 (3,203)	2.05 (3,270)	2.07 (2,652)	2.04 (3,084)	1.91 (2,263)	1.82 (1,613)
【未婚女性】	18〜19歳	2.29人	2.20	2.25	2.13	2.23	2.16	2.05	1.90
	20〜24歳	2.26	2.22	2.16	2.09	2.18	2.20	2.09	1.89
	25〜29歳	2.18	2.10	2.13	1.98	2.03	2.06	2.03	1.75
	30〜34歳	1.83	1.90	1.76	1.87	1.84	1.97	1.78	1.50
	総数(18〜34歳) (客体数)	2.23 (2,371)	2.17 (3,212)	2.13 (3,093)	2.03 (3,001)	2.10 (2,698)	2.12 (2,993)	2.02 (2,263)	1.79 (1,690)

注：対象は「いずれ結婚するつもり」と回答した18〜34歳の未婚者。平均希望子ども数は5人以上を5として算出。希望子ども数不詳を除く。

国立社会保障・人口問題研究所「第16回出生動向基本調査（結婚と出産に関する全国調査）」より

のような「経済的問題」と「身体的問題」のふたつのメカニズムがあるとも分析できるだろう。

　こういった背景の下、未婚者に対して将来希望する子どもの数を聞くと、近年ではその平均数はどの年代でも低下傾向にあり、２０２１年の調査ではついに男女とも２人を切った（図２）。

バチカンから卵子凍結

　では、これらの考え方は、子どもを持つことを望む当事者の行動として、どのように具体化しているのだろうか。そのひとつとして、近年における卵子凍結の急展開に目を向けてみよう。

たとえば、「卵子凍結」をインターネットで検索すると、この方法を提供するクリニックの広告がズラッと並ぶ。いずれも、将来の妊娠に備えて、自らの未受精卵子を採卵して凍結保存することを希望する女性を主な対象としていることが明らかである。女性の妊娠しやすさ（妊孕《にんよう》性という）は、加齢により低下することが明らかになっているから、妊孕性低下についての正しい知識のある女性にとって、若い年齢での卵子凍結は、将来へ向けてとても合理的で妥当な選択のように思われる。

卵子凍結というアイデアは、おそらくずいぶん前からあったに違いないのだが、ヒト卵子はヒト精子にくらべると細胞が大きく、一旦凍結しても解凍後に使用できる状況に戻る可能性が低いため、あまり現実的ではなかった。ただ、近年開発されヒト受精胚の凍結に画期的な進歩をもたらした「ガラス化法（Vitrification）」という方法が、未受精卵子を凍結するためにも有用であることが判明し、２０００年代から広く実用化されるようになったのだ。

もともと、細胞や組織を凍結する方法には、大きく分けてゆっくり凍結させる方法（緩慢凍結法）と、急速に凍結させる方法（急速凍結法）がある。前者は、プログラムフリーザーという器械を用いて、温度を一定時間に決まった割合で徐々に下げることで、細胞や組織に起こる障害を最小限にすることをめざす。この方法は、長い間、たとえば牛など動物の受精胚凍結法の主流となっていた。しかし、長い時間がかかるとともに、高額で特殊な器械を調達することを必要とする上、特に未受精卵子を凍結した時の成績はふるわなかった。一方、後者の急速凍結法は、比較的高濃度の凍結保護剤を併用し、液体窒素により急速冷却する方法で、細胞質内に結晶を作らせないことからガラス化法と呼ばれた。高濃度の凍結保護剤を用いる必要があることから、その影響などが懸念されたため、ガラス化法は、その方法が初めて報告された後も、あまり広く使用されず時間がすぎた。しかし、凍結のために胚を一個ずつ載せる、という操作を容易にするディバイスが開発され、またガラス化法自体、特殊な器械が不要で比較的容易な方法であるため、現在では、結果的にさまざまな細胞や組織の凍結法の主流となったのだ。今日、体外受精で得られた胚を凍結する時、広く標準的に世界中で用いられるのは、このガラス化法である。そして、この方法は、未受精卵子の凍結に、まさにうってつけの方法だった。何せ、この方法により、もちろん１００％ではないものの、凍結解凍後の生存率が劇的に改善したのだ。

とはいえ、新たな方法が導入されるためには、もうひとつのきっかけが重要であった。それはある意味で、偶然かつ、とても皮肉な話であったということもできる。

イタリアには、人口比でいうと日本と同じくらい多数の体外受精クリニックがあり、数多くのカップルのために生殖医療が行われてきた歴史がある。ところが、ローマにはバチカンがあり、ここはご存じのようにカトリック教会の総本山である。そして、バチカンは、現在もイタリアの政治に大きな影響力を保持している。そもそもカトリック教会は、「ヒトのはじまり」を「卵子と精子が受精した瞬間」と考える。その結果、（体外受精を行うこと自体も基本的には認めないが）受精した胚を凍結することに強く反対している。そして、時のイタリア政権に働きかけ、２００４年に罰則のある法律を成立させ、胚凍結などを禁止することについに成功したのだ。

さて、困ったのは治療を受けるカップルと、治療にあたる医療者である。それまでやっていたことができなくなったのだ。一部のカップルは外国へ治療に行くことを選択した。受精した胚を廃棄することも禁止だから（これは現在も変わっていない）、凍結できなければ、できたすべての胚を移植せねばならず、もし、たくさんの胚を移植すれば三つ子や四つ子などの多胎妊娠となってしまう。そこで、たくさんの胚を作らないために、もし精子で授精させる卵子数を減らすとなると、今度は大切な未受精卵子が余ってしまう。でも、法律は、「未受精卵子を凍結してはいけない」とは言っていないのだ（！）。

そこで、すぐに使えない未受精卵子をどのように凍結し、融解すればよいかが、とても重要な課題となった。採卵して受精させた胚を移植した時にすぐ妊娠に成功しなくても、凍結したスペアの未受精卵子があれば、次の機会に改めて受精させればよいわけだから。窮すれば通ず、イタリアでは未受精卵子の凍結融解について、短期間に集中的な研究と経験の集積が起こった。結果として、凍結融解された未受精卵子を体外受精に用いても、採卵したばかりの卵子を使用した時と比較して、けっして勝るとも劣ることのない臨床成績を得られることが明らかとなった。[*3]「瓢簞《ひょうたん》から駒」ということわざがあるが、いわば、「バチカンから卵子凍結」だった。ちなみに、このきわめて不合理かつ不適切な法律（Law40/2004）は、その後改正され、イタリアでも胚凍結はふたたび可能になった。

医学的な理由の卵子凍結が始まる

技術的課題がクリアされた結果、卵子凍結は当初、いわゆる「医学的凍結」として各国で行われた。すなわち、白血病や悪性リンパ腫、乳がんなどにかかった若年女性が、抗がん剤や放射線治療により、卵巣機能が低下する前に、あらかじめ卵子を保存して将来の自らの生殖の可能性を保持すること（妊孕性温存という）が目的であった。

がん治療の成績は、近年著しく向上している。もちろん、がんの種類にもよるが、たとえば、わが国の国立がん研究センターの資料（２００９〜２０１１年の検討）を見てみよう。[*4]この資料によれば、小児期あるいは若い女性（15〜39歳についてAYA世代という言葉が使われる）に一番頻度の高いがんは、0〜19歳では白血病で、30〜39歳では乳がんである。また、これらのがんは治療成績が比較的よいため、いわゆるAYA世代がんサバイバーの女性が多数いる。たとえば、わが国の乳がんの5年生存率は、地域がん登録の生存率データ（２００６〜２００８年の診断例[*5]）によると91%だから、すっかり快復した後に、自分の子どもを持ちたいと思うようになる場合がしばしばあるのだ。ところが、白血病治療では抗がん剤と骨髄移植を用いることが多いし、同様に乳がん治療でも抗がん剤による化学療法をかなり多くの女性に対して併用する。これらの抗がん剤による治療により、卵巣に不可逆的なダメージを与えることも少なからずあり、卵巣機能が完全に廃絶するために、治療後に排卵や月経がなくなり、妊娠が困難となる場合がしばしばある。

したがって、化学療法前に、あらかじめ卵子を採取して凍結しておく「医学的凍結」という選択肢がクローズアップされたのである。世界中のがん治療や生殖医療に関連する多数の学会が、ガイドラインや声明を出して、将来妊娠する希望のある女性に対して、治療開始前に卵子凍結などの方法があることを説明するように勧めている。また最近では、わが国の行政も、がんサバイバーの妊孕性温存について、さまざまな経済支援を積極的にするようになった。ヨーロッパ諸国では、卵子凍結が、すでに医療保険の適用範囲に含まれている国もある。

ところが、未受精卵子の凍結保存については、がん患者への周知がまだまだ不十分である。また、がんの診断直後に将来の妊娠希望などを考える余裕がなかなか十分になかったり、がん治療担当医に正確な知識がない場合も少なくない。さらに、未受精卵子の凍結を始めてまだ日が浅いことなどから、実際に卵子を凍結し、後日、自分の妊娠のために用いた女性は、世界的に見ても、とても限られている。オランダやオーストラリアからの報告では、妊娠を希望するがんサバイバーのうち、凍結してあった卵子を用いて妊娠した女性の数はきわめて限られ、実際に妊娠した女性の多くは、自然妊娠であったとされている。つまり、卵子を凍結してあっても、それを用いる必要なく、妊娠の希望が叶えられる女性もかなりいることを示している。これは、とても大切なことで、がん治療を受ける女性に、将来の妊娠可能性について、正確な医学的事実に基づく、より適切な情報提供の方法を工夫する必要がある。

わが国においても、日本がん・生殖医療学会が中心になって、卵子凍結についての普及啓発活動をしており、私のいる埼玉県でも、埼玉県がん・生殖医療ネットワーク（ＳＯＲＮＥＴ）が活動中である。日本がん・生殖医療学会と日本産科婦人科学会が主導する患者の症例登録などをするレジストリーも発足した。

子どもを産む可能性を温存する

ところが、インターネット上に見られる卵子凍結の広告について前に述べたように、実は未受精卵子凍結を実際に行っている女性の大半は、けっしてがんサバイバーではなく、健康な独身女性であることが、日本を含め世界的に示唆されている。そして、このような卵子凍結を「社会的凍結」と呼ぶことがある。「示唆されている」と書かざるを得ないのは、こちら「社会的凍結」については、レジストリーなど統計が存在しないから、正確な数がわからないからだ。ただ、米国については、生殖補助医療学会（Society for Assisted Reproductive Technology：ＳＡＲＴ）が、加盟する医療施設において２０１８年に自分の卵子を凍結した女性が総計１万５８２９人にのぼり、前年比で約20％増加したとしている。[*6] その凍結理由の内訳は不明なのだが、「医学的凍結」目的が少数含まれる可能性はあるものの、大半は「社会的凍結」であろうとされている。日本でも、インターネット広告やＳＮＳにより卵子凍結を選択する独身女性の数は、実際、相当数にのぼることが間違いないと思われる。

米国生殖医学会（American Society for Reproductive Medicine：ＡＳＲＭ）は、２０１８年に「将来の妊娠可能性を温存することを希望する女性のための計画的卵子凍結保存」について、倫理委員会報告を出した。[*7] そして、卵子の凍結保存は女性の生殖についての自己決定を尊重するために妥当であるとする一方で、その有効性・効率性や費用などから、卵子凍結への商業主義の介入可能性に、一定の懸念を示したのだ。

２０１４年10月、米国の企業であるアップルやフェイスブックが、希望する女性従業員に対して、卵子凍結の費用を会社が負担する制度を導入したことは、世界中に大きく報道されたので、記憶されている読者もいると思う。[*8] この時アップルは、パートタイム雇用を含め、卵子凍結保存を希望する従業員に対して、２万ドルを上限として会社がその費用を負担する制度を２０１５年から開始するとしたのである。そして、アップルの導入した制度の妥当性や必要性について、賛否さまざまな議論が行われた。

実は卵子の「社会的凍結」には、「医学的凍結」よりも、さらに大きな課題がある。それは、まず「社会的凍結」を選択する女性は、その判断を下す時点で、より高齢である傾向にあることだ。たとえば、英国で生殖医療を管理するＨＦＥＡ（Human Fertilisation and Embryology Authority：英国における生殖医療と生殖医学研究管理運営機関）の報告[*9]によると、卵子の「社会的凍結」をする女性は30代おわりから40代はじめの人が多いが、妊娠・分娩に至る確率を考慮すると、もっと若い35歳未満での卵子凍結を推奨するとしている。また、実際、ある2つのクリニックからの報告では、[*10]「社会的凍結」をした女性の卵子凍結時の年齢は平均37・7歳であった。つまり、自らの卵子を用いて妊娠する可能性を残すため、ぎりぎりの年齢になって、慌てて卵子凍結に向かったのではないだろうか。

そして、第二の問題、また、より本質的で根源的ともいうべき問題は、「社会的凍結」を選択した女性が、その卵子を実際に使用して妊娠する例は、「医学的凍結」と比較して、さらにきわめて限定的であるということだ。つまり、卵子凍結はしたけれども、すぐにパートナーが現れた女性では、凍結された卵子を用いずとも自然妊娠する場合が多いし、そうでない場合は、パートナーが得られずに生殖年齢をすぎるというパターンが大部分を占めるという。実際には、「保険」のように考えて、とりあえず卵子凍結をする女性が多いと分析されているのだ。

〔2015年9月4日　ヨテボリ〕

スウェーデンのヨテボリで、未受精卵子の「社会的凍結」を比較的早くから提供し始めたクリニックのウルフ・ザッカソン（Ulf Zackrisson）医師は、2015年当時に、早くも私たちにこのように語っていた。

ウルフ「以前に未受精卵子を凍結していた女性が、2012年になって、その使用を始めました。しかし、実を言うと、多くの女性は卵子を凍結しただけで、きっと使用しないのではないかと私は思います。多くの女性が40歳近くになって、すぐに子どもを持つ予定はないのに、念のために凍結しています。多くの場合、彼女らはその後クリニックに戻ってきていません。

卵子凍結を希望する女性は、高等教育を受けた中産階級の独身女性が典型的で、年齢が35歳になるが、パートナーがいないといった具合の女性です。つまり、キャリア女性が家庭を持つ前に、また高齢化する前に念のために卵子凍結をするというわけです」

おそらく現在の日本の状況を見ても、その実情に、さほど大きな違いはないと思われる。

わが国では、日本生殖医学会倫理委員会が2013年に、「未受精卵子および卵巣組織の凍結・保存に関するガイドライン」を発表している。*11 そこでは、「妊娠・分娩をするかしないか、その時期を何時にするかはあくまでも当事者の選択に委ねられる事項」であり、さらに「母児の合併症やさまざまなリスクを考慮すると、妊娠・分娩には適切な年齢が存在するのであり、本ガイドラインは、未受精卵子あるいは卵巣組織の凍結・保存とそれによる妊娠・分娩時期の先送りを推奨するものでもない」と述べている。だいぶ前の文書ではあるが、現在もその内容は適切であると思う。たとえば、未受精卵子の採取時の年齢は、40歳以上は推奨できないというのは妥当だろう。

当分は子どもを持たないという選択なのか

独身女性たちの卵子凍結の選択は、もちろん自分の卵子により、将来子どもを持つ可能性をできるだけ残したいと考えてのことに見える。しかし、もう少し冷静にじっくりと考えてみると、「社会的凍結」の時点で、独身女性たちはむしろ、とりあえず「子どもを持たないこと」を積極的に選択しているということもできるのではないか。「子どもの数」

についての理想と現実のギャップよりも以前に、ことによると、「子どもを持つこと」と「子どもを持たないこと」を、女性たちはこの時点で、すでに相対化しているのではないか。この思考過程が、実際の行動として、卵子凍結という選択に反映していると読み取るべきなのではないか。

卵子凍結には費用がかかる。先に述べたがん患者に対しては、2021年からわが国でも公的助成が始まったが、一方、「社会的凍結」については、すべて自己負担となる。施設により価格は大きく異なるが、もし多数の未受精卵子を凍結保存することになると、30万~50万円程度の費用がかかると思われる。ただ、さらに重要なのは、長期間保存することにより、これに加えて毎年一定の経費がかかることである。凍結された卵子は、液体窒素の中で保存され、半永久的に保存可能であるが、毎年数万円程度の保存管理費用を請求する施設が多い。

そして、いつまで保存するかという問題が次に生ずる。日本産科婦人科学会は「ヒト胚および卵子の凍結保存と移植に関する見解」において、凍結保存期間について「卵子を採取した女性の生殖年齢を超えないものとする」としている。さて、「生殖年齢」とは何だろうか、何歳までなのだろうか。これはとても重要なポイントなのであるが、必ずしも一致した合意があるわけではない。そして、わが国では法律や国のガイドラインが、卵子の凍結保存期間について何かを具体的に規定しているわけではない。

一方、ヨーロッパには、胚や卵子・精子について法律やガイドラインで、凍結保存期間や女性の年齢上限を規制している国がある。たとえば、英国では卵子凍結保存期間を10年間に制限しているが、例外としてがん患者の場合は、55歳まで可能としている。ちょっと考えると、とても合理的な気がする。ところが、このように一定の法的な期間制限を課すと、今度は、その時期が迫ってきた時の対応が問題となり得る。期限が来たら、凍結してある卵子をどうするのか？

子どもを持たないことをとりあえず選択する女性の意向を、重要で大切な選択として、私たちはどのように尊重するのがよいのだろうか。

２０１５年９月、ヨテボリに寄る前に、私たちは、ふたたびフェロー諸島に調査におもむいた。空港から市内に向かうバスの窓から外を見ると、街中に貼り出されているポスタ

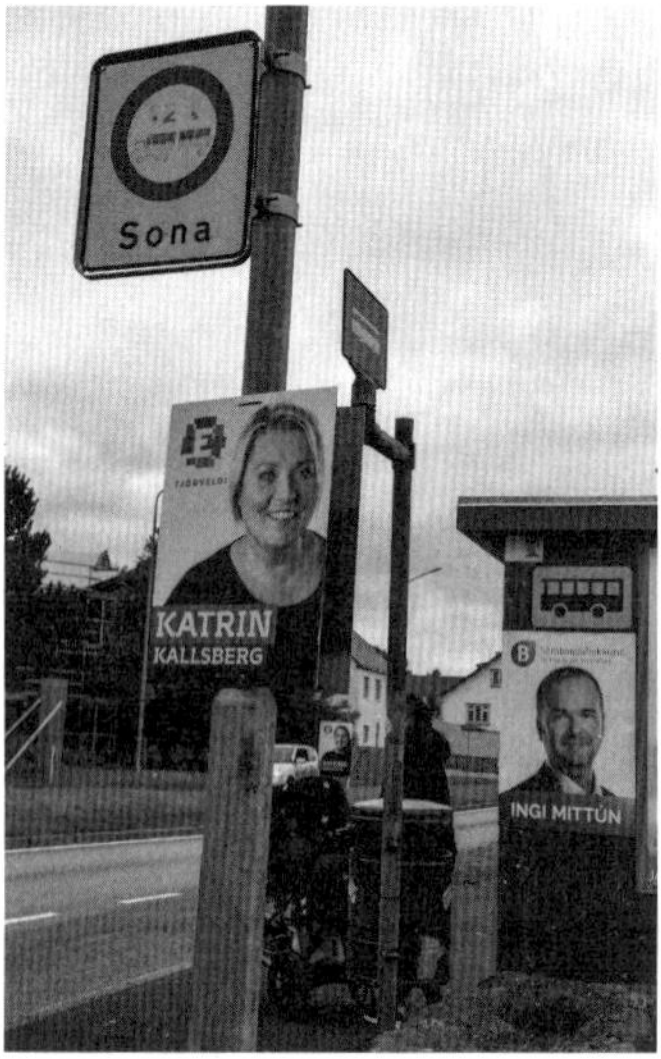

選挙運動のポスターが貼られたフェロー諸島のバス停（著者撮影）

ーによく知っている顔があることに気づいた。あのカトリンだ（写真）。おりしも、フェロー諸島の議会議員総選挙中で、この選挙にカトリンが立候補していたのだ。帰国後に判明したことであるが、彼女はこの選挙で３９６票を獲得し、めでたく当選して議会議員となった。フェロー諸島に住む女性の選択を、カトリンは議員としてどのようにサポートしていくのだろうか。産婦人科医の私が心配になったのは、これに加えて、この島の産婦人科診療はこれからいったいどうなるのだろうかということだった。

＊1　https://www.norden.org/en/info-norden/rights-connection-adoption-faroe-islands
＊2　「第16回出生動向基本調査（結婚と出産に関する全国調査）」国立社会保障・人口問題研究所　https://www.ipss.go.jp/ps-doukou/j/db_16/db_16GaiyoBaseData.html
＊3　Rienzi L et al., Embryo development of fresh 'versus' vitrified metaphase II oocytes after ICSI: a prospective randomized sibling-oocyte study, *Human Reproduction*, 25(1): 66-73, 2010.
＊4　https://ganjoho.jp/reg_stat/statistics/stat/child_aya.html
＊5　https://www.ncc.go.jp/jp/information/pr_release/2020/0415/index.html
＊6　https://www.sartcorsonline.com/rptCSR_PublicMultYear.aspx
＊7　Ethics Committee of the American Society for Reproductive Medicine, Planned oocyte cryopreservation for women seeking to preserve future reproductive potential: an Ethics Committee opinion, *Fertility and Sterility*, 110(6): 1022-1028, 2018.
＊8　https://www.reuters.com/article/us-tech-fertility/apple-facebook-will-pay-for-female-employees-to-freeze-their-eggs-idUSKCN0I32KQ20141014
＊9　https://www.hfea.gov.uk/about-us/news-and-press-releases/2018-news-and-press-releases/what-you-need-to-know-about-our-new-egg-freezing-report/
＊10　Gürtin ZB et al., For whom the egg thaws: insights from an analysis of 10 years of frozen egg thaw data from two UK clinics, 2008-2017, *Journal of Assisted Reproduction*

and Genetics, 36(6): 1069-1080, 2019.

＊11 http://www.jsrm.or.jp/guideline-statem/guideline_2013_01.html

3　卵子、精子をもらうこと

体外受精の聖地で行われていること

〔２０００年12月19日　英国ケンブリッジシャー県ボーン〕

ピーター・ブリンスデン（Peter Brinsden）医師は、両手を大きく開きジェスチャーを交えながら、それでも、とても冷静な口調で出口さんと私に語りかけてきた。ここはボーンホール・クリニック、ケンブリッジ駅前からタクシーに乗れば、20分くらいで到着できる田舎の村、ボーンにある体外受精（ＩＶＦ）専門クリニックだ。

広い芝生の広がる敷地に、古いレンガ造りの建物がある。世界で初めて体外受精による出生に成功したロバート・エドワーズ（Robert Edwards）博士とパトリック・ステプトー（Patrick Steptoe）博士が開設したＩＶＦの聖地とでもいうべきクリニックである。世界中から、このクリニックで治療を受ける希望を持って多くのカップルが訪れるばかりでなく、この施設の見学や研修を希望して、多くの医師や胚培養士も世界中から訪れる。今は、ピーターが、このクリニックの所長を務めているのだ。

ピーター「ここでは、今4人の産婦人科医を含む約40人のスタッフが働いています。もちろんカップルの間の治療が大多数ですが、第三者から卵子、精子を提供してもらう治療や、提供胚を用いる治療もあります。また、代理母による代理懐胎も少数ではありますが、ここで行います。卵子提供者は、姉妹や友人の場合もありますが、もし適切な提供者がいない時は、クリニックが募集した35歳未満の匿名の第三者女性から卵子をいただきます。でも、卵子提供を受ける希望者がとても多いので、第三者女性からいただく場合、ほぼ2年間の待機期間があります」

私「卵子や精子などの提供を受ける場合は、治療を受ける方と提供者に対して、相当ていねいなカウンセリングが必要なのではないですか？」

ピーター「もちろんそうです。ここのクリニックでの卵子提供などに関しては、2人の独立している専門カウンセラーが協力してくれており、クリニックが患者のカウンセリング料をカウンセラーに支払っています。もしよければ、そのうちのひとり、アップルトン先生に会われるといいと思います。また、毎月クリニックで開催しているオープンデイには、元患者の皆さんが手伝ってくれて、治療中の患者さんに対してアドバイスします。これから治療を受ける方の質問や疑問に直接答えてくれるのです」

前に述べたように、多くの女性が、自分の卵子を凍結保存しておきたいのはなぜか。それは、おそらく自分と遺伝的なつながりのある子どもを持つ可能性を後に残しておきたいからだろう。言い換えるならば、自らの遺伝子にあるゲノム情報を次世代に伝達したいからであろう。

しかし、自分のゲノムにこだわらないのであれば、子どもを持つには、他にもさまざまな方法があるはずだ。その中のひとつには、第三者から精子や卵子の提供を受けるという選択肢もある。

自分のゲノムにこだわらない

カップル以外の精子により子どもが生まれることは、もちろん大昔からさまざまな事情や理由により、多々あったに違いない。また、パートナーが無精子症の場合の治療としても、第三者からの提供精子を用いる人工授精は、1940年代から行われていた。[*1] しかし、カップル以外の卵子により子どもが生まれるなどということは、以前にはまったくあり得ないことだった。１９７８年にルイーズ・ブラウンさんが、初めてのＩＶＦによる子どもとして生まれるまでは、そのような可能性は、誰にも想定できなかったのである。

ところが、早くも１９８３年には、オーストラリアで第三者から提供された卵子による出産例が報告された。[*2] 提供卵子で子どもが生まれた場合、遺伝的母が産みの母＝社会的母と分離されることになる。一方、提供精子を用いる人工授精では、遺伝的父が社会的父と分離される。さらに、ブリンスデン医師が語っていた提供胚を用いる治療については、精子提供と卵子提供が同時に行われたと見ることも可能だが、むしろ養子に近いと考えることもできるため、「胚養子」と呼ばれることもある。最近は、提供精子と提供卵子で作成した胚を子宮に移植して、子どもを持つことができるようになった国もある。

そして、子宮のない女性などが、自らの卵子とパートナーの精子で作成した胚を、第三者女性の子宮に移植し、妊娠・分娩を依頼して子を得ること（これを「ＩＶＦサロゲート」とか「代理懐胎」という）もＩＶＦにより初めて可能となった。この方法は、きわめて即物的な言い方をしてしまえば、第三者女性による「妊娠と分娩」の代行提供ということがで

図3　第三者が関わる生殖における複数の父母

	母	父
提供精子による人工授精	分離はない	遺伝的父（精子提供者）/社会的父
提供卵子による体外受精	遺伝的母（卵子提供者）/産みの母=社会的母	分離はない
提供胚の移植	遺伝的母（卵子提供者）/産みの母=社会的母	遺伝的父（精子提供者）/社会的父
古典的代理母	遺伝的母=産みの母/社会的母	分離はない
代理懐胎（IVFサロゲート）	遺伝的母=社会的母/産みの母	分離はない
卵子提供を伴う代理懐胎	遺伝的母/産みの母/社会的母	分離はない

きる。この場合、遺伝的母＝社会的母と産みの母が分離されるというわけだ。代理懐胎の中には、これに加えて別の女性から提供された卵子を受精に用いるバリエーションがあり、この場合、遺伝的母、産みの母、社会的母の3人の母が存在することになる（図3）。

セックス＝生殖＝家族形成のはずがない

つまり、ＩＶＦの出現によって、1人の子どもに複数の父母が存在する可能性が、さまざまなかたちで生じ、親子関係は複線化した（私は、しばしばいわれる「複雑化」という言葉には賛成しない。なぜなら重なり混じっているわけではなく、同時並立して機能する親子関係だからだ。電車の線路は複線化できるが、複雑化したら脱線してしまうではないか！）。そして、「性交（セックス）」と「生殖」と「家族形成」は、実はそもそもまったく別個のことであるのに、これまでたまたま「生殖」と「家族形成」が「セックス」により同時に営まれていたから、誰の頭の中でも、この3つは一緒くたになって、ほぼ同一のことと見なされてきたにすぎないことが明白となった。もちろん、同性カップルや独身女性が、「セックス」とは無関係に、提供精子によって「生殖」と「家族形成」することもできるのだ。だから、カップル以外の第三者に由来する精子、あるいは提供精子により生まれる子どもたちについても、従来から疑問を持たずに信じられてきたセックス＝生殖＝家族形成の概念にとらわれず、また信じられてきた概念の埒外《らちがい》として無視や軽視、差別されるのではなく、まったく新たに定義されるべきなのではないだろうか。

たとえば、慈しみ育ててくれるお父さん以外に、精子提供をしてくれたお父さんがいる、つまりお父さんは2人以上いて素晴らしいと考えることができるのではないか。同じようにお母さんが2人以上いるとしたら、それもとても羨《うらや》ましいことなのではないか。

でも、もし養子や里子を取ることを考えれば、「生殖」と「家族形成」は、もとより無関係だったということもできる。つまり、さまざまな家族のあり方や可能性、そして多様性への目配りや配慮が、私たちには単純に欠落していたにすぎないのではないか。そして、「子どもを持つ」、「家族形成をする」ことを考える時に、私たちはあまりに視野が狭くなっていたのではないだろうか。

そうなってしまった理由は、実はものすごく単純だと私は考えている。それは、ほとんどの人は、自分の育った以外の家族や家庭について、なんにも知らないからだ。おまけに、多くの人にとって、もっとも身近な家族や家庭以外のあり方を知る機会は、とても限られている。

前述のボーンホール・クリニックのティム・アップルトン（Tim Appleton）先生は優しいまなざしで、私たちに、提供卵子や提供精子を用いいようとしているカップルたちへの説明文書に加えて、提供配偶子により生まれてきた小さな子どもたちにお話をするための素敵な絵本を見せてくれた。

もう一度、考えてみよう。なぜ、子どもを持ちたいのか、なぜ、なぜ、なぜ？　「どうしても彼の子どもが欲しい」とか「私と彼の遺伝子を残したい」という発言を、有名人から（ことによるとあなたの知り合いから）聞いたことのある読者も多いと思うし、「私もそのように思う」という方もたくさんいらっしゃるだろう。でも、血縁関係とは、それほどまでに魅力的で、かつ絶対的価値を有する交換不可能な関係性なのだろうか。

卵子と精子のことをあわせて配偶子というが、配偶子は生殖細胞といわれ、生物を構成する数多くの細胞の中で、生殖細胞以外を指す体細胞と対比されて存在する。つまり、次世代を作るための特殊な機能を持つべく高度に分化した、とても特別な細胞が生殖細胞なのである。生殖細胞が個人の遺伝情報を記したゲノムを次世代に伝えることはいうまでもない。

さて、生殖細胞が体細胞とまったく別の細胞として分化してくるのは、実は胎児期、それも胎芽と呼ばれる本当に発生初期である。だから、今これを読んでいるあなたの存在に最終的になった生殖細胞（卵子）は、あなたのお母さんが胎芽であった時、つまり母方のお祖母《ばあ》さんの子宮の中で始まったのである。同様に生殖細胞（精子）は、あなたの父方のお祖母さんの子宮の中で、始まったのだ。これを知ると、ことによるとあなたの母親と父親よりも、さらにもうひとつ前の世代の、２人の祖母への親近感が増すのではないだろうか。また、血縁関係ということをもう一度考えると、親子の関係のみにつきまとい続ける過剰に濃厚で分離不能なイメージが、多少は希釈されるとともに、「親子」という特定の関係性への過剰な期待を低下させるのではないか。

精子をもらう

とはいうものの、前に述べたように、「家族形成」のために精子や卵子を提供者からいただく必要が生ずる場合がある。まず提供精子を用いる人工授精について現状を見てみよう。

わが国で判明している統計的数字は、提供精子による人工授精（ＤＩ）を施行している医療機関が日本産科婦人科学会に毎年報告をしているＤＩの件数のみである。たとえば、２０１９年には、12施設の登録医療機関において、８１９人の患者に対して、２６４１回のＤＩが施行され、総計90人の子どもが生まれている。[*3] 日本産科婦人科学会は、ＤＩ治療を受けるカップルは、法的婚姻関係にある必要性をその会告で定めているため、この数は法律婚カップルに対して行われたもののみのはずである。でも、これは「意外に数が少ないな」とお感じになるのではないだろうか。

もちろん、精巣内精子を用いる顕微授精などが実用化され、提供精子を必要とするカップルは、以前と比較すると減少したことは間違いない。しかし、それにもかかわらず、近年、精子提供者の確保がきわめて困難になっている。これまで最多数のＤＩを施行してきた慶應義塾大学が、新規の患者の治療を中止していることもあり、提供精子を必要とする人が、治療を受けることが難しくなっているという事情があるのだ。さらに重要なことは、このような状況下で、実は精子提供がアンダーグラウンドで個人間取引として相当数行われているらしいことである。実際の話、インターネット上の精子提供について、数多くの報道が行われている。

医療機関では、精子提供者に対して感染症などのスクリーニング検査を行い、提供された精子を一旦凍結し、一定期間提供者を観察して健康状態に問題のないことを確認後に、初めて使用するわけである。しかし、個人間取引では、もちろん感染症検査などいっさい行われず、射出された精子を、その時点でそのまま自分で注入ディバイスを用いて膣内に注入する（シリンジ法と呼ばれる）ことが多い。中には提供者がセックスを求める場合もあるという。つまり、いずれにせよ、医療はいっさい介在せず（もちろんセックスにも医療は介入しないのであるから当然という冷めた見方もあり得るが）、感染症をはじめとするさまざまなリスクを伴うことは言うまでもない。そして、さらに重要なことは、本書で後述するように、このような精子の個人間取引を行った場合、生まれる子どものさまざまな権利を守ることが、その成り行き上、きわめて難しくなるという大きな問題がある。

ただ、医療を介さない精子の個人間取引が行われることには、ある程度同情せざるを得ない部分がある。それは、今述べた提供者不足で、「なかなか提供精子を用いる治療を医療機関で受けられない」という事情ばかりではない。実は、学会登録医療機関におけるDIが、日本産科婦人科学会の会告により「法的婚姻関係にあるカップル」にはっきりと限定されていることに起因する部分があるからだ。

精子を求める人

〔2006年8月28日　レイキャビク〕

人口約30万人（当時）の国アイスランドにある唯一の生殖補助医療（ART）クリニック、ART medica の院長グドマンダー・アラソン（Guðmundur Arason）医師は、出口さんと私が訪問した時、アイスランドの事情について、まずこのように語り始めた。

グドマンダー「アイスランドの体外受精の成績はとてもよいのですよ。きっと、水と空気がよいからですね。アイスランドで最初のＩＶＦベビーが生まれたのは１９９２年で、１９９６年に関連する法律が制定されました。その後、法律は何度か改正され、最大の改定がこの春行われ、レズビアンカップルが治療を受けることが可能になりました。７月からこれまでにすでに10カップルの治療をしましたよ。でも、精子提供者を小さな国のクリニックで集めることは、費用、特にＨＩＶを含む感染症について、６か月間の経過観察期間を必要とすることを考えると不可能です。したがって、精子はデンマークのクリオスから輸入しています。これまでアイスランド全体で提供精子を必要とするカップルは、年間50カップルくらいだったのですが、来年からはたぶん２倍以上になると思います」

わが国で、どのくらいの数の精子の個人間取引が水面下で行われているのかは、もちろんまったくわからないし、どのような当事者が関わっているのかも不明な点が多い。ただ、さまざまな情報から、わが国においても、提供精子を求めている当事者の中に、多くの未婚女性やレズビアン女性が含まれている実態がありそうである。外国の事例を見るならば、私が過去に調査した多くの国において、提供精子を求める女性の大半が、未婚女性やレズビアン女性となっている事実がある。そして、さらに選択的シングルマザーという選択肢も存在するのだ。たとえば、英国では医療機関における提供精子による人工授精の治療周期数を見ると、2007年頃からその数は急増しており、増加分は、すべてレズビアンカップルと独身女性を対象とする治療で、2019年には全体の62%を占めるという[*4]（図4）。

つまり、わが国では、その実態を明示定量化できないという課題はあるものの、時代の変化の中で提供精子の使用を求めるさまざまな女性の希望に、医療現場が十分に応えることができていない部分があると見るべきなのである。提供精子の利用について、これまで

図4　英国における提供精子を用いる人工授精の利用者数と割合

	ヘテロセクシュアルカップル		レズビアンカップル		独身女性	
	周期数	%	周期数	%	周期数	%
2019年	2153	38%	2514	44%	1027	18%
2009年	2211	57%	984	25%	702	18%

英国HFEA「Fertility treatment 2019: trends and figures」Section7（Webサイト）より作成

のようにヘテロセクシュアルの法律婚カップルに限定した対応（医療としての対応だけではなく、法的、社会的対応も含め）のみを考えることは、もはやどう考えても不公正かつ時代遅れであるというべきだ。

精子提供者は子どもの父親なのか

次に精子提供者の側について考えてみよう。拙著『生殖医療の衝撃』（講談社現代新書、２０１６年）で、デンマークにある精子バンクのクリオスで採用されている方法について紹介した。この時に、デンマークでは精子提供者の情報開示について、名前や住所を開示する提供者と一定範囲で非開示を選択する提供者がいることを述べた。これは、法律が、提供者の希望により、ふたつの提供のあり方をともに認めているからである。だから、提供する本人の希望に沿った提供方法が選択されるのである。

一方、英国では、2005年に改正された法律により、配偶子提供者はすべて非匿名でなければならないことになった。そして、精子提供者はいかなる法的権利も義務も、提供精子により生まれた子どもに対して持たないことが明記されている。だから、逆に、もしライセンスを持つクリニック以外で、提供精子を使用する治療を受けた場合、あるいは個人間取引など制度の外で精子提供が行われた場合は、精子提供者に、生まれた子どもに対して、法的あるいは経済的な義務が生ずる可能性がある。

つまり、これらの国々では、法制度の枠組みにより、より安全な提供精子を使用することと、そして、生まれる子どもはもちろん、提供者も保護される方向へ誘導するような法的システムを構築しているのである。しかし、ここに至る道はそれほど簡単でなかったことは言うまでもない。それは、スウェーデンとデンマークにおける歴史的経緯が明確に説明してくれる。

〔2019年9月6日　スウェーデン　ウプサラ大学〕

窓からは、北国特有の低い秋の日差しを浴び、早くも紅葉の始まった町並みを望むことのできる研究室で、ウプサラ大学法学部のアンナ・シンガー（Anna Singer）教授は、このように話し始めた。

アンナ「私は民法学者で、特に子どもの権利が専門です。また、スウェーデン医学倫理委員会のメンバーです。1949年にスウェーデンでは、親子法が成立しました。この法律は、子どもを産んだ女性のパートナーを父親とするなど、両親と子どもの関係を規定する基本法です。そして1953年に提供精子を用いる人工授精について、これとは別に定めるべきかを問う政府提案が出ましたが、その時は議会で否決されました。

1983年になり、ある結婚しているカップルが提供精子を利用して子どもを持ちました。この場合、法的には（子を産んだ女性の）夫が自動的に父となります。ところが彼らは離婚し、夫は遺伝的父親でないことを理由に父子関係の取り消しを求めたため、法に従い裁判所はこれを認めました。なぜなら法律が、遺伝的な父親は父子関係を否定できない、一方、血縁関係がなければ父子関係を否定することができるとしているからです。この法律は今日も変わりません。したがって、子どもの利益を守るためには、新たな特別な法律を作る必要性が明白になり、1985年に『人工授精法』ができたのです（筆者注：精子提供に同意した夫が父で精子提供者は父ではないとした上で、18歳で子が精子提供者を知ることができることを世界で初めて定めたことで有名な法律）。一方、体外受精においては、1988年に『体外受精法』により配偶子提供を禁止したのです。なぜ人工授精と違うかというと、人工授精はとても簡単な方法なので、実際に提供配偶子の使用禁止のやりようがなかったからです。一方、体外受精はどこでもできるわけではないので、当初、提供配偶子の使用を禁止することが可能だったのでしょう。

でも、体外受精の成績が次第に向上すると、2000年頃からこの法律について疑問を持つ人々が増えてきました。男女平等の観点から、卵子提供も認めるべきという声で、卵子提供ができるようになりました。そして、次に同性カップルと異性カップルは平等なのだから、レズビアンカップルにも体外受精を認めよう、そして次第に独身女性にも認めるべきだ、ということになったのです。でも大切なことは、もし仮にスウェーデンで禁止したとしても、簡単に行くことができるコペンハーゲンでは、当時からこれらすべてが可能だったのです」

卵子を提供する

提供卵子を用いる体外受精は、現在はそれほど特殊な治療というわけではない。世界中の生殖医療について統計を収集し報告している国際生殖補助医療監視機構（International Committee Monitoring ART：ICMART）によれば、提供卵子を用いる治療の割合は年々増加しており、2017年には、世界で行われた生殖医療として報告された総数約195万周期のうち、6・2％は提供卵子を用いている。[*5] その理由の大部分は、世界中で共通している。治療を受ける女性の高年齢化、そしてこれに伴い、自身の卵子を用いる治療成績が必然的に低下していることに起因するものである。

〔2008年10月15日　ヘルシンキ〕
国内ばかりでなく、提供卵子を必要とするスウェーデンからの患者が多数越境治療を受

けに来ていたフィンランドのヘルシンキにあるクリニックで、数多くの希望患者に対応してきたビベカ・セーダストレームアンティァ（Viveca Söderström-Anttila）医師は、卵子提供者の実情を教えてくれた。

ビベカ「私は、1992年にこのクリニックを開きました。フィンランドでは2007年に体外受精法が施行されましたが、その後、卵子提供者は姉妹よりも友人が多くなりました。中には職場の同僚などもいます。自分のドナーがいない時は、クリニックの提供者リストから紹介しますが、いつでも70人くらい順番を待っており、およそ2年間の待機期間があります。自分の知り合いでない提供者を希望する場合も、この待機リストに登録することになります。卵子提供者の年齢は35歳未満に制限されていますが、もし自分でドナーを連れてくれば36歳まで提供できます。提供者の多くは既婚者ですが離婚後の女性もいます。90％は自分の子どもがいます」

子どもは婚姻カップルの間で生まれるものだとして、夫婦間に限定した不妊治療のみを考えて、すべての制度や枠組みが考案されていた日本では、第三者から精子や卵子の提供を受けて治療を行うことは、そもそも想定外であった。先に述べたように、わが国では、日本産科婦人科学会は提供精子の使用を、２０２２年になっても、法律婚カップルに限定しているくらいである。しかし、そのような第三者配偶子の利用についての制限や規制は、はたして妥当なのだろうか。おまけに、このような制限は、法律に明確に基づくのではなく、人々の価値観や思い込みのみに基づいているのに。そして、もうひとつ考えるべき重要な要素がある。外国と大きく異なるこのような独自の制限や規制は、はたして今後もこのまま持続可能なものなのか、という点である。

現実は、わが国を含めて大きく変化しつつあることは間違いない。むしろ、わが国のあり方、法律や枠組みの不備など、単に時代遅れになっているにすぎないのではないか。

＊1　Ombelet W et al., Artificial insemination history: hurdles and milestones, *Facts, Views & Vision in ObGyn*, 7(2): 137-143, 2015.

＊2　Leeton J, The early history of IVF in Australia and its contribution to the world (1970-1990), *Australian and New Zealand Journal of Obstetrics and Gynaecology*, 44(6): 495-501, 2004.

＊3　片桐由起子ほか「令和2年度倫理委員会　登録・調査小委員会報告（2019年分の体外受精・胚移植等の臨床実施成績および2021年7月における登録施設名）」『日本産科婦人科学会雑誌』73巻9号、1089〜1110頁、2021年

＊4　https://www.hfea.gov.uk/about-us/publications/research-and-data/fertility-treatment-2019-trends-and-figures/#Section7

＊5　https://www.icmartivf.org/reports-publications/

4　遺伝情報を伝えること、変えること、組み合わせること

すでに始まっているミトコンドリアの置き換え

〔2020年2月25日　ニューカッスル〕

世界を席巻した新型コロナウイルス感染症のパンデミックが始まるまさに直前、プロローグで紹介した共同研究者の阿久津英憲さんと私は、北東イングランドのニューカッスルにいた。英国のニューカッスルといっても、具体的なイメージを持たれる読者は少ないと思うが、私自身にとっても、まったく知識のないままの、初めての現地調査であった。ちなみに、この街は、タイン川に沿った、もともと造船業を中心としていた工業都市で、明治期の日本海軍の艦船はここにあった造船所でほとんど建造されたそうだ。

私たちがここニューカッスルを訪問した理由は、ミトコンドリア病が母子間で伝達されることを防ぐために、卵子のミトコンドリアを置換する研究が、ニューカッスル大学を中心として行われているからであった。ミトコンドリア病患者を多数診てきたダグ・ターンブル（Doug Turnbull）教授、関連する基礎研究をしてきたロバート・マクファーラン（Robert McFarland）教授と研究チームのメンバーにインタビューするのだ。私たちが通された小さなミーティングルームには、看護師さんたちやカウンセラーなど、大勢のスタッフが結構な密の状態で集まっている。今日は、症例検討をする日なのである。

ダグ「私は、ミトコンドリア病の患者をここニューカッスルでずっと診てきました。この施設ではここにいるロバートが主任サイエンティストで、すべての基礎研究をまとめてくれています。また、助産師のバーニーが、過去30年間の患者すべてを把握しています。

卵子ミトコンドリア置換のアイデアは1999年に出てきて、2001年から動物実験を始め、2003年から体外受精クリニックとの連携を開始しました。ミトコンドリア病の患者と患者支援グループからは、2010年頃からミトコンドリア置換の臨床応用についての要求がいよいよ強くなってきました。このミトコンドリア置換という方法は、倫理学者たちの注目を浴び、すぐに公開で討論をする必要が生じました。最大の反対は宗教関係者からありました。この治療を実現するためには、そもそも新しい法律が必要であるため（筆者注：英国で生殖医療と胚研究を規制するHFE法の200

8年改正時に、変異ミトコンドリアによる重篤なミトコンドリア病を防ぐ技術について言及された。HFE法については第7章で詳述する）、法律改正が行われたのですが、その過程でパブリックコメントも行われました。これに対して、患者団体を含め、世論はとても支持的でした。法案は2014年12月に国会に提出され、2015年2月3日に下院を通過しました。上院を通過したのは2月24日です。上院議員には医師や主教も含まれ、もっとも激しく反対したのはカトリックの上院議員で、安全性が不十分だと主張しました。しかし、100％の安全確保ができないことは、ミトコンドリア置換に限らず、医学ではすべてにいえることです。新聞などが、支持的な論説や解説を掲載し、多くのチャリティ組織が支持したことも、法律の可決の大きな要因だったと思います」

ミトコンドリアとは

さて、いきなり、ミトコンドリア病やミトコンドリア置換といった言葉が出てきて、「何だこれは？」と驚かれたことと思う。このミトコンドリアについて、読者はどれくらいご存じだろうか。まず少し説明しよう。

ミトコンドリアは、生物の多くの細胞内にあり、それぞれの細胞の活動を支えるエネルギーを産生する役割を持つ（細胞のガソリンとでもいうべきＡＴＰという物質を作る）ことから、しばしば、「細胞の発電所」と呼ばれるきわめて重要な小器官である。そして、ミトコンドリアは、それ自身で細胞本体とは異なる独立した遺伝情報（ミトコンドリアＤＮＡ）を持ち、その情報の内容が細菌にとても似ていることから、もともと別の細菌であったものが細胞に取り込まれて利用されることになったのではないかと今は考えられている。

そして、ここでとても重要なことは、ヒトのミトコンドリアは、母親からのみ卵子を介して子に伝達され、精子のミトコンドリアは、基本的にまったく次世代に伝達されないという点である。もちろん精子にもミトコンドリアはあるが、授精後に受精胚では精子由来のものはすべて破棄されてしまうのだ。したがって、あなたの体のミトコンドリアは、すべてあなたのお母さん、そして、そのまたお母さん（母方祖母）から伝わったものである。だから、人類のミトコンドリアをたどっていくと、すべての人がアフリカにいたひとりの女性につながるという仮説が示されたのである[*1]（ミトコンドリアイブ仮説と呼ばれる）。

治療法がないミトコンドリア病

ところがミトコンドリアは、これほどまでに細胞機能の基本的な役割を担っているために、もしその働きがうまくいかない場合、きわめて重篤で致死的なさまざまな病気になることがある。これらを総称してミトコンドリア病という。

もちろん、加齢によるミトコンドリアの機能不全も、さまざまな病態に関係する可能性が指摘されているが、今ここで問題となるのは、ミトコンドリアに関連する遺伝的な（つまり先天的な）さまざまな機能不全に伴う病気である。なお、ミトコンドリアの機能不全は、ミトコンドリアDNA自体の変異ばかりでなく、ミトコンドリア機能に関係する細胞自体の核DNAの変異により起こる場合もある。

ミトコンドリアは、細胞の発電所だと述べたが、体中のどこの細胞においても機能しているから、もし問題があれば当然、全身病になるはずだ。でもそれぞれの細胞において、エネルギーの必要量はかなり異なるから、たくさんエネルギーを必要とする臓器組織の細胞が、ミトコンドリア機能不全により大きな影響を受けることになる。容易に想像されるように、24時間動き続ける心臓や、運動に大きなエネルギーを必要とする筋肉、そしてもっともエネルギー消費量の多い脳などが影響を受けやすいのである。したがって当然、特に目立つ症状や問題は、これらの臓器や組織にまず出現することが多い。ミトコンドリア病にさまざまな中枢神経症状の頻度が高いのは、そのためである。そして、出生直後の新生児期から生命を脅かすさまざまな症状が発現する場合もしばしばある。また、流産や死産を繰り返し、子どもが生まれてこない場合もある。たとえば英国の2011年のデータによる推計では、国内に住む15〜44歳の女性約1240万人のうち2473人が、ミトコンドリア病の子どもを持つリスクがあるとされた[*2]が、ミトコンドリア病はなかなか診断の困難な場合も多くある。

ミトコンドリア病は、わが国では指定難病のひとつとして認定されているが、新生児期の死亡例などにおいて、正しい診断がついていない場合も、おそらく多数あるのではないかと思われる（わが国におけるミトコンドリア病の権威、埼玉医科大学医学部ゲノム医療科の大竹明特任教授のご教示による）。

そして、ミトコンドリア病の重要なポイントは、そのメカニズムからおわかりのように、これまでは根治的な治療法がなかったということである。ミトコンドリアは全身を構成するそれぞれの細胞にあり、常に働いている。すべての細胞は、それぞれの異なる機能を十分に発揮するために、ミトコンドリアが提供するエネルギーを必要としている。だから、ミトコンドリア病の治療は、現状では実質的に対症療法のみなのである。

卵子のミトコンドリアを移植する

それでは、くだんの卵子のミトコンドリア置換とは、どのような方法なのだろうか。

卵子は、さまざまな細胞の中でもサイズの大きな細胞で、細胞質内に10万個以上に及ぶ数多くのミトコンドリアを持っている。また、ひとつのミトコンドリアはそれぞれ5から10個のミトコンドリアDNAを持つ。先ほども述べたように、ミトコンドリアは、母から娘に卵子により伝達されていくわけである。もしこの卵子のミトコンドリアDNAに何か変異があると、精子と受精後に初期胚となり、さらに胎児になり新生児として出生した時、からだを構成するすべての細胞は、卵子にあったのと同じミトコンドリアを持つことになる。要するに、ミトコンドリアDNAの変異は全身すべての細胞にあるわけだ。だから、ミトコンドリア病の根本的治療のためには、卵子の段階で治療をする必要があるということになる。もっとも、最初から自分の卵子を用いずに、健康な女性からいただいた提供卵子でパートナーの精子と体外受精し移植する選択もある。前の章で説明した方法である。でも、自分のゲノム情報を子どもに伝えるためには、ゲノム情報を持つ自分の卵子を用いる必要がある。そのためにはどうするか。たとえば、自分の卵子にある変異ミトコンドリアをそっくり全部入れ替えてしまえば解決するはずだ。けれども、そのような場合にも、ミトコンドリア病を持たない健康な女性から正常ミトコンドリアを持つ卵子の提供を受ける必要があることになる。

〔2020年2月24日　ニューカッスル〕

ニューカッスル大学病院を訪れる前日、私たちはニューカッスル駅前にあるニューカッスル大学のＩＶＦクリニックを訪問していた。ジェーン・スチュワート（Jane Stewart）医師に会うためである。

クリニックのあるビルは、Life Science Centre と呼ばれる複合ビルで、その中には、科学博物館のような部分やワクチン接種センターなどさまざまな機能が組み合わされており、個人的にはゆっくり見学したい興味深い建物であった。しかし、私たちには残念ながら、他の場所をのぞく余裕はなかった。ジェーンの前任者でこのクリニックの創設者であるアリソン・マードック（Alison Murdoch）教授も、雪道のドライブに道すがら苦労したそうだが、私たちのために郊外のご自宅からわざわざ来てくださり、インタビューに同席された。

ジェーン「体外受精クリニックは、もともと大学病院内にあり、英国で17番目に体外受精を行うライセンスをＨＦＥＡから受けた施設です。私たちは、１９９９年にこの場所に移動しました。大学病院のスペースが足りなくなったことが主な理由ですが、このビルのすべてが遺伝学についての臨床部門、基礎研究部門で、ビジターセンターまであります。これはとてもありがたいことです。関連する研究者が、このビルの中に集まっているわけですから。クリニックには、指導医４人と専攻医２人以外に看護師、胚培養士たちがいます」

アリソン「2001年に、ダグはミトコンドリア病患者の話を持ってきて、私たちはマウスのミトコンドリア移植実験をここで始めました。そして、マウスでは、ミトコンドリア移植後に、うまく仔《こ》を得ることができましたが、ミトコンドリアについては、動物の種差がとても大きいことがすぐわかりました。他の霊長類も、ヒトの場合とは大きく異なります。

一方で、ヒトにおける臨床応用可能性について研究を続け、もう一方で倫理的、法的研究も必要でした。そうするうち、2008年のHFE法改正時になって、ミトコンドリア移植の具体化がその次の法律改正時の課題となることがわかりました。このクリニックでの最初のミトコンドリア移植研究のライセンスは、異常受精した胚（3前核胚）を用いて行う研究でした。これでよい結果が得られたので、次の段階の研究ライセンスとして、提供された卵子を用いるミトコンドリア置換研究となったのです。（ミトコンドリア移植を可能にする）法律改正には、ミトコンドリア置換の治療で恩恵を受ける子どもたちが先頭に立ったことがよかったと思います。IVFに関わる医師のパブリックイメージはけっしてよいとはいえないので（笑）。患者支援グループもとても支持的でした。上院では傍聴席を彼らが埋めたのです」

細胞の中にあるミトコンドリアに異常がありミトコンドリア病になった子どもたちを持つ親は、次の子どもも同様の病気を持つ可能性がとても高いため、ミトコンドリア置換、すなわち健康な女性から（正常ミトコンドリアを持つ）卵子の提供を受けて、自分の卵子の核（ゲノムを含む部分）を移して受精胚を作る方法に希望を託したのである。ミトコンドリアを置換するための具体的な方法は、いくつかの方法が試みられてきたが、いずれにしても、生まれてくる子どもたちにとって、2人目の遺伝的な母親がいるということができる。いわば、「ゲノムの母」と「ミトコンドリアの母」である。

ゲノムに起こるミス

生殖医療は、基本的に次世代へゲノムをつなげる役割を果たすと考えられ、実際にそれを果たしてきた。ところが、ここへきて、核ゲノムそのものは両親との継続性が維持されるものの、ミトコンドリアについては両親と無関係にすることを考え始めたのである。それでは、問題のあるゲノムそのものについて、治療はできないのだろうか。

まずゲノムについて、改めて確認しておこう。

ゲノム（genome）という単語は、私の電子辞書に入っている『Oxford新英英辞典』によれば、遺伝子（gene）と染色体（chromosome）から1930年代に作成された単語であるという。しかし、カタカナでゲノムという言葉が一般に広く脚光を浴びたのは、やはり1990年に始まった「ヒトゲノム計画」の時であったというべきであろう。当初、15年以上かかると思われたヒトの全ゲノムを解析するこのプロジェクトは、国際協力と解析技術の急速な進歩により、予想以上に早く完了し、2003年4月14日に成果が公開された。わが国も大きな貢献をした。だから、文部科学省の生命倫理・安全対策室に行くと、今でもこれを記念する素敵なポスターが掲示されている（次ページ写真）。つまり、21世紀初頭になって、人々の頭の中に、ゲノムという言葉が確実にインプリントされたと言ってよいだろう。もしかすると、この時に、従来からあった遺伝や遺伝性疾患に関連するさまざまな誤解や偏見も、改めて一緒に広く刷り込まれたかもしれないのだが。

さまざまな遺伝性疾患は、このゲノム情報の多様なミスに基づいて発症する。もちろん

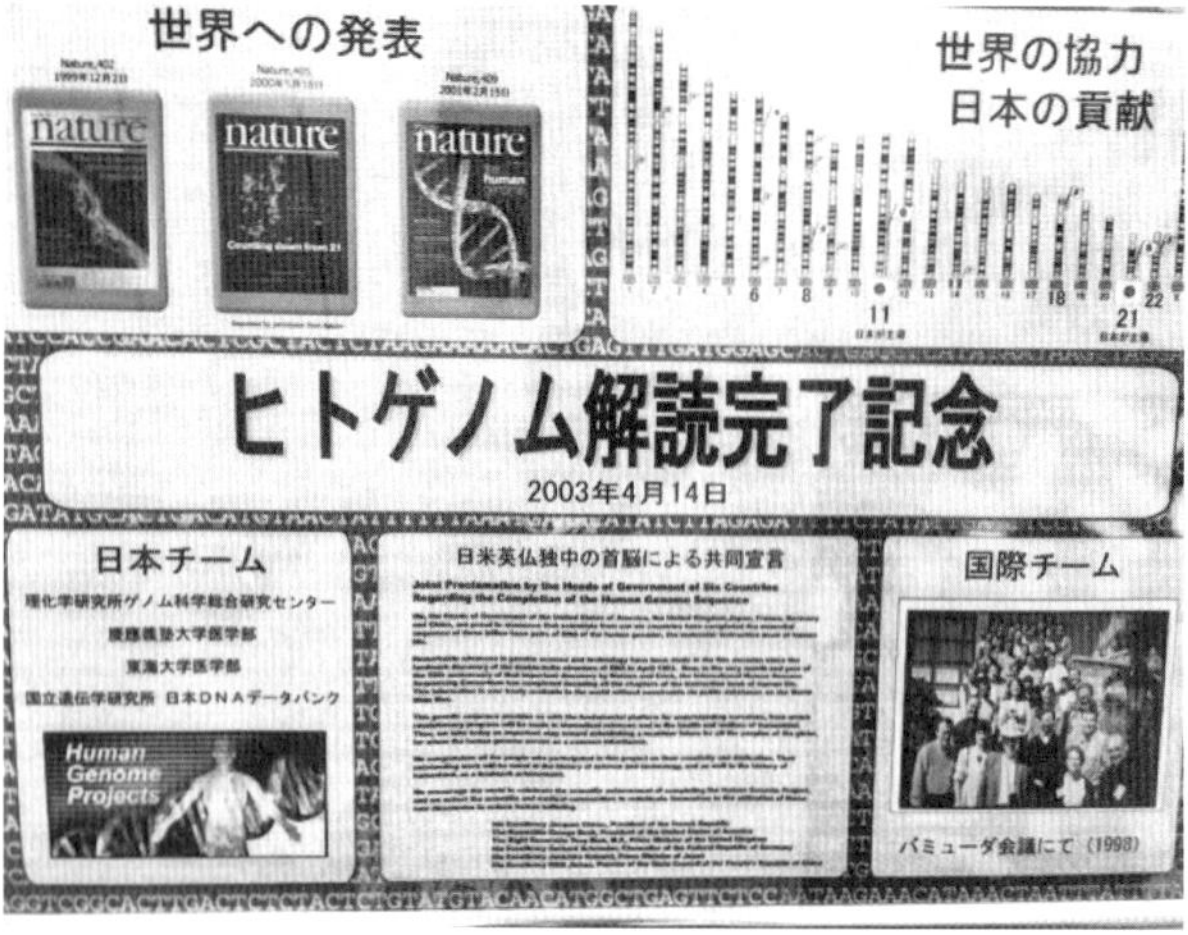

文部科学省に貼られているポスター（著者撮影）

ゲノム情報だから、卵子や精子を通じて、次の世代に伝わる可能性がある。

遺伝子を分別収納しているカバンとでもいうべき染色体は、ヒトの体細胞では、22種の常染色体がそれぞれ2本と、性染色体として女性ではX染色体2本、男性ではXとY染色体、それぞれ1本からなっている。卵子や精子は減数分裂をするから、卵子は半分の22本の常染色体とXを1本、精子は、同様に22本の常染色体とXまたはYを1本持ち、卵子と精子が受精することにより、もとの数（46,XXまたは46,XY）に戻るわけである。

さて、細胞分裂の時に、毎回、染色体

は複製されて2倍になり、新たな2つの細胞にその半分ずつ、同等の染色体が引き継がれるはずである。ところが、初期発生の段階で、この過程がうまくいかない場合（染色体不分離により半分ずつでなくなるなど）があり、細胞の染色体そのものの数が多くなったり、少なくなったりすることがある。ひとつの細胞にある同じ染色体が2本でなく3本になった時をトリソミー、1本になった時をモノソミーと呼ぶが、このようにゲノムの全体量が正常から大きく異なった時は、ほとんどの場合、妊娠が成立しない、あるいは初期の段階で流産となってしまう。

一方、ゲノムのどこかに、ほんの少し足りないとか、多すぎるとか、重複するとかなどの複製ミスが起こると、細胞は懸命にこれを修復しようとするのだが、それがうまくいかずに多種多様な疾患が起こる可能性がある（図5）。たとえば、重要なタンパク質や酵素を体の中で合成するための遺伝情報に変異があると、さまざまな先天性代謝疾患と呼ばれる病気になることがある。実際には、このようなゲノム上の小さなコピーミスによる変異は、私を含む誰しもが、ゲノム上のあちらこちらにたくさん持っているのだが、2セット持つゲノムの片方のみに変異のある場合は、正常なゲノムにより代償されて何も症状の出ない

図5　遺伝子変異の仕組み

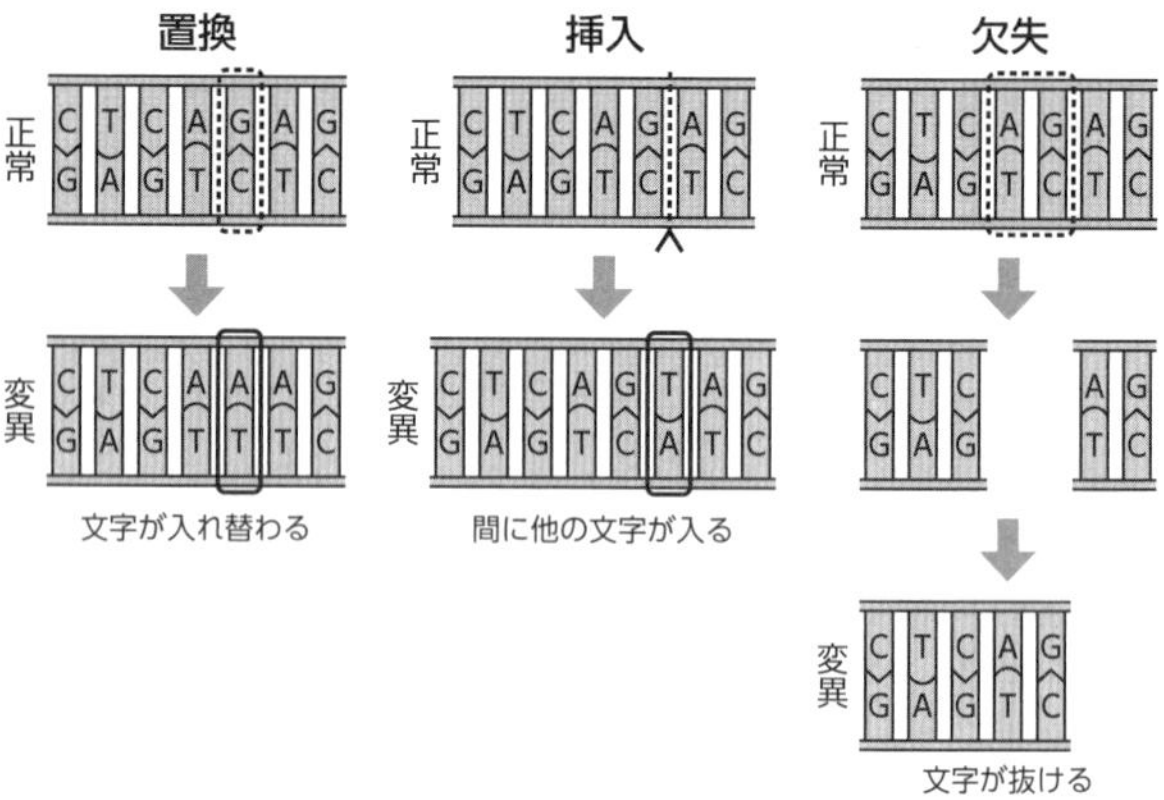

DNAは４種類の塩基（A：アデニン、T：チミン、G：グアニン、C：シトシン）が対になって構成される。遺伝子変異は１組の塩基対が別のものに置換されたり、余分なものが挿入されたり、一部が欠失したりすることによって起こる。

中外製薬「おしえて　がんゲノム医療」（Webサイト）より作成

ことがほとんどだし、誰も気づくことはないのである。

　がんの多くも、いろいろな後天的理由（ウイルス感染や紫外線・放射線などがゲノム変異を起こし得ることは証明されている）で、遺伝情報に変異が起こり、その修復がうまくいかないと、結果的に発がんする。高血圧や糖尿病も、しばしば「体質」という曖昧な言葉にごまかされがちであるが、この「体質」というのは、要するに遺伝情報を言い換えたにすぎない。つまり、病原体が体の外から中に入ってくる結果発症する、明らかな感染症以外、いわゆる「病気」は、すべてゲノムが関係するともいえるのである。いや、感染症ですら、「体質」により、かかりやすい人とかかりにくい人がいることは明らかで、たとえばインフルエンザは、インフルエンザウイルスに対する受容体の変異を持つ人はかかりにくいことが知られている。だから、ゲノム変異がすべて都合の悪いことであるということはできない。考えてみれば、そもそも生物の進化は、すべて環境とゲノム変異の相互作用に依存してきたのだから。

さて、ジェーンは、ミトコンドリア病の子どもを持つカップルに対して、これまでニューカッスル大学で行ってきたことを詳細に説明してくれた。

ジェーン「ここでは年間600周期くらいの体外受精による治療を行いますが、核DNAの変異によるミトコンドリア病の女性のためには、2011年からPGT（着床前遺伝学的検査）も行っています。けれどもミトコンドリア病以外の他の疾患診断などの理由でPGTを必要とする患者は、ロンドンあるいはノッティンガムのクリニックへ紹介します。ですから、ミトコンドリア病の子どもを持つ女性について、ご本人の卵子ではなく、提供卵子を用いるミトコンドリア病の治療は、もちろんこれまで多数行ってきました。

しかし、それ以外にミトコンドリア置換研究を進めるための卵子提供者もさらに必要です。（国の規定にしたがって）卵子提供者には750ポンドを補償します。提供卵子を用いる治療のための提供者は、36歳未満と規定されています。ただ、ここでは、ミトコンドリア置換研究のための卵子提供の場合には、年齢制限をしていません」

前にも述べたように、ミトコンドリア病には、ミトコンドリアそのものではなく、核DNAの変異によるものがある。このようなミトコンドリア病では、2つずつある常染色体上のゲノム変異によるものが多い。もし片方のゲノムに変異がある場合、生殖細胞が減数分裂をした後、ひとつずつ分配されるわけだから、卵子や精子に引き継がれる可能性は、したがって2分の1となる。たまたま、両親が2人とも同じ変異を片方の染色体に持っているると、この2人の卵子と精子からできた受精胚が、両者からの同じ変異を2つ持つ可能性は、2分の1×2分の1で4分の1の確率となる。このようなかたちで遺伝する疾患を常染色体劣性（潜性）遺伝と呼ぶ。ジェーンたちが行うPGTという検査は、受精胚の一部の細胞を生検して、そのゲノム情報を調べた上で、この4分の1に該当しない、発病しないはずの胚を選択し、子宮に移植するためのものなのだ。PGTのうち、このような単一遺伝子疾患の確認を目的とする検査をPGT-Mと呼ぶ（第6章で詳しく説明する）。

しかし、ミトコンドリアDNAの変異に起因するミトコンドリア病では、このPGT-Mを用いて胚を選択するという方法はまったく無力である。なぜなら、前にも述べたように、すべての胚は、母親に由来するまったく同じ変異のあるミトコンドリアを持つはずだからである。

遺伝子を置き換える試みと課題

一方、ゲノム変異を直接修正して、さまざまな疾患を治療する試みは、これまでも行われてきた。いずれもまだ、実験的治療、研究的治療にとどまるものの、いくつかの戦略に基づく遺伝子治療がこれまで提案されている。「ゲノム変異について、正常な遺伝子で置き換える」という戦略は、もちろん一番わかりやすいと思う。また、他には「変異のために悪さをするようになった遺伝子を働かないようにする」という戦略や、「発病や症状発現を防ぐ目的で、変異遺伝子とは関係なくまったく新たな遺伝子を導入する」という戦略もあり得るのだ。しかし、さまざまな試みがこれまでなされてきたものの、具体的に完全に成功したと言い切ることのできる遺伝子治療は、残念ながらまだないというべきだろう。

初めて行われた遺伝子治療は、β《ベータ》サラセミアという血液疾患に対する遺伝子導入治療であったとされる。1980年に行われたこの試みは結果的に失敗であった。[*3] 1990年代になり、重症複合免疫不全症をきたす先天的酵素欠損の子どもの遺伝子治療が行われた。以来、悪性リンパ腫などの血液疾患や神経筋疾患などを含め、現在まで数々の遺伝子治療の治験が行われてきたが、期待されたほどの効果はなかなか得られていない。

その理由としては、いくつかの可能性がある。まず、遺伝子改変や導入の方法の課題がある。たとえば、これまで用いられてきた方法は、ある種のウイルス（ウイルスベクターと呼ばれる）に目的とする遺伝子を組み込んで、ゲノムに遺伝子を導入する方法である。この方法では、かなり偶然に依存する部分が大きく、思い通りの目的とする場所に正確に遺伝子を入れることが、なかなか難しいのである。またもうひとつの理由として、今、挙げた例のように、遺伝子を導入するターゲットとして体細胞を用いている限り、多くの細胞に同様の効果を同時に継続的に発現させることが、そもそも理論的に困難であることが指摘されている。なぜなら、それぞれの細胞には、当然寿命があるから、うまく遺伝子治療が達成された細胞があったとしても、いずれその細胞も寿命を迎えるわけである。

すなわち、これらをともに解決する可能性を持つ新たな戦略が、ふたつ考えられる。その第一が、より正確に遺伝子を導入したり改変したりする技術的な革新をめざすこと、つまり先に述べた、狙った場所の遺伝子を改変できる可能性が高いCRISPR/Cas9などを用いるゲノム編集という方法がそのひとつとなり得るのである。そして、第二の戦略が、ゲノム医療のターゲットを、治療を受けた細胞のみにその効果が得られる分化の進んだ「体細胞」ではなく、一時的ではなく継続的効果の期待できるはずの、おおもとの細胞である「幹細胞」、さらに抜本的には、効果が次世代以降へも引き継がれる「生殖細胞」とすることなのである。

＊1 Cann RL et al., Mitochondrial DNA and human evolution, *Nature*, 325(6099): 31-36, 1987.

＊2 Gorman GS et al., Mitochondrial donation—how many women could benefit?, *The New England Journal of Medicine*, 372(9): 885-887, 2015.

＊3 Kolata GB et al., Human gene treatment stirs new debate, *Science*, 210(4468): 407, 1980.

5　生殖あるいはセックスとは

「性」と「生殖」に関する女性の権利

「リプロダクティブ・ヘルス／ライツ」という言葉をご存じだろうか。最近は、この言葉は、さまざまなかたちで取り上げられることが増えたので、どこかで目にされた方が多いのではないだろうか。

1994年にカイロ会議（国際人口開発会議）で提唱された、このリプロダクティブ・ヘルス／ライツ（性と生殖に関する健康と権利）という考え方に基づいて、1995年の第4回世界女性会議で採択された行動綱領は、「リプロダクティブヘルス（reproductive health）とは、人間の生殖システム、その機能と（活動）過程のすべての側面において、単に疾病、障害がないというばかりでなく、身体的、精神的、社会的に完全に良好な状態にあることを指す。したがって、リプロダクティブヘルスは、人々が安全で満ち足りた性生活を営むことができ、生殖能力をもち、子どもを産むか産まないか、いつ産むか、何人産むかを決める自由をもつことを意味する」[*1]としている。

注意深い読者はもうお気づきと思うが、このリプロダクティブ・ヘルス／ライツの「性と」の部分、もともと原文では「セクシュアル」がその前に入っているのだが、日本ではしばしば割愛されて表記される。これだけを見ても、「性」と「生殖」が併記される必然性と重要性を、わが国では誰かが、覆いを被《かぶ》せて見えにくくしてしまっているように、私には思えてならない。

そもそも、この行動綱領の書かれた背景は明白で、ここに書かれていることは、一読してきわめて当然のことばかりである。それにもかかわらず、それまで「当然のこと」が、なかなか実現されていなかったのである。

国際的に女性の権利を守るための取り組みとして、１９７５年にメキシコシティで第１回世界女性会議が開催されている。１９７９年には女性差別撤廃条約（正式には「女子に対するあらゆる形態の差別の撤廃に関する条約」）が国連総会で採択され、１９８１年に発効した。わが国も１９８５年に国会が条約締結を承認、批准したのだ。世界女性会議については、１９８０年の第２回（コペンハーゲン）、１９８５年の第３回（ナイロビ）を経て、カイロ会議に至っている。

この女性差別撤廃条約については、各締約国が報告書を出すことを義務付けられている。

しかし、わが国が提出した報告書に対しては、その取り組みが不十分であるとして、女性差別撤廃委員会から繰り返し是正勧告が出されているのだ（たとえば＊2を参照）。さらに、この条約の「選択議定書」については、批准すること自体を政府はこれまで避けてきているのである。

おまけに言ってしまえば、１９９５年のリプロダクティブ・ヘルス／ライツの行動綱領の採択から、これまで30年近くたっているのであるが、この内容について、残念ながら誰が見てもまだまだ取り組みが不十分であることは、改めて述べるまでもないだろう。しかし、よく考えてみれば、我々、産婦人科医や助産師などの職種は、疾病の治療や障害への援助のみならず、「性と生殖」全般において、女性を全面的にサポートする立場にあるのだ。この行動綱領は、必ずしも政治家や行政担当者などばかりに宛てたものではなく、我々に対する直接的な檄文《げきぶん》であるともいえる。

「性」と「生殖」とSDGs

WHOは、ジュネーブの本部にHRP（Human Reproduction Programme：ヒト生殖プログ

ラム）という部門を持つ。この部門は、まさに「性と生殖」をターゲットとしており、この部門を中心に関連するＮＧＯなどが、長年国際的調査研究などを行い、加盟各国におけるヒトの生殖領域の各種研究や政策決定に大きな影響を与えてきた。少し、今世紀初頭の頃を振り返ってみよう。たとえばＨＲＰの２００２年のレポートを見てみると、「避妊の推進」、「妊娠をより安全に」、「性感染症の管理」、「危険な人工妊娠中絶の防止」、「思春期の性・生殖の健康推進」、「ジェンダーと生殖の権利」などという項目ごとに、それぞれの年次報告が記載されている。毎年レポートは出されているのだが、17年後の２０１９年のレポートでは、「希望する家族サイズの実現の支援」、「妊婦と新生児の健康確保」、「危険な人工妊娠中絶の防止」、「性的健康と良い生活の推進」、「性感染症との闘い」などという項目になっている。

　この間の変化はたくさんあるのだが、最近になって、「避妊」や「家族計画」と並んで「妊娠するための治療（Fertility care）」が、「希望する家族サイズの実現の支援」の中で、冒頭に取り上げられるようになったことが注目される。[*3] これは、いわゆる不妊治療を含め、家族形成の重要性についてのＷＨＯの基本的な認識、すなわち国際的な問題意識が、最近になって大きく変化したことに起因する。なぜなら、まず、20世紀半ばから、長らく「人口爆発」への危惧から「避妊の普及」に対して、WHOが大きなリソースを投じていた時代が終焉《しゅうえん》し、逆に全世界的な「人口縮小」への懸念が、想定以上に加速している時代が到来したからなのである。さらに、その第二の重要なポイントは、「多様な家族」が国際的に広く認知され始めたことである。

２０１９年のレポートの中で言及されているのは、国連人権高等弁務官事務所（ＯＨＣＨＲ）と国連人口基金（ＵＮＦＰＡ）が、第三者の関与する生殖に関連する問題を提起したこと、２０１５年に国連サミットで採択された「持続可能な開発目標」（ＳＤＧｓ）の文脈で、国際生殖医学会連合（ＩＦＦＳ）が生殖医療の国際的な普及を推進することなどである。

では、なぜ、急速にこのような変化が起こり、問題提起がされることになったのか。

セックスしないで子どもを持つ

〔２０１５年2月6日　コペンハーゲン〕

私は、雪雲に覆われた寒く暗いこの日、デンマークのコペンハーゲンにある国立病院（Rigshospitalet）に、旧知のアンデシュ・ニボー・アネルセン（Anders Nyboe-Andersen）教授を訪れていた。この国では、生殖医療を受ける人々の範囲に関連して、大きな法律上の変更が行われたばかりであった。

アンデシュ「10年から15年前、DI（提供精子による人工授精）は、かなり廃れていましたが、最近になり、利用する女性がまた増えてきました。現在、DIを利用する彼女たちの多くは、主に独身の女性やレズビアン女性なのです。デンマークでは、独身女性が子どもを持たずに35歳くらいになって、その頃から子どもを持ちたいと思うようです。子どもを持つこととくらべて、結婚すること、夫を持つことは、その次の課題にすぎないのです。

85%の独身女性は、提供者が非匿名で提供した精子を求めています。そうすれば、（提供精子で生まれた子どもは提供者情報を知ることができるので）子どもが18歳になれば精子提供者に会いに行ける可能性があります。また、レズビアンカップルの場合は、非匿名の提供者を希望する割合は半分くらいになります。一方、ヘテロセクシュアルカップルでは、80％のカップルが（一定の情報は得られるが、氏名や住所などの詳細な提供者情報を知ることができない）匿名提供者の精子を希望するのです。

非匿名提供者の精子を精子バンクから購入する場合でも、クリニックなどは提供者のコードを知るだけです。生まれた子どもだけが、提供者のことを将来知ることができる仕組みです。もっとも、特別な契約で、提供精子を利用する女性が、提供者を知ることが可能な場合もあります」

ここデンマークでは、子どもを持つこと、家族を形成することは、一人ひとりの女性の権利と考えられるようになっている。婚姻状態や性的指向とは無関係に、子どもを持ちたい女性の権利が尊重される。そのために必要とされるのは、第三者から提供される精子である。そして、法的、制度的なさまざまなサポートが、その適切な実現のために次第に整備されてきた。

わが国ではどうだろう。社会全体に家父長制的思考回路がいまだに広く染み込んでいて、いろいろな場所に残っているのではないか。父親がはじめから存在しない家庭など、想像すらできない人もいるのではないか。特に比較的高齢の方において、いわゆる「伝統的家族観」が、つまり法的婚姻関係にあるヘテロセクシュアルカップルが、双方と血縁関係を有する子どもたちとともに住む家族が、唯一のものであると考える人も少なくない。それはそれでも構わないのだが、それに加えて、独身女性や同性カップルが子どもを持ち育てることを希望することすら、どうしても許容できない人が一定数存在する。

しかしその日本でも、「婚姻」という制度そのものについての人々の実際の行動は、少なくとも最近大きく変化していると思われる。それは、しばしばいわれるような「晩婚化」のことを言っているのではない。そうではなく、人々の行動が、「未婚化」ないし「無婚化」へ向かっていることである[*4]（図6）。実際に、各年代の未婚率は、最近になって著しく上昇したのだ。もちろん、「未婚化」や「無婚化」には、経済的な要因をはじめ、その他多くの要因が関係しており、本当は結婚したいけれどできないというカップルも多数含まれていると思う。ただ、いずれにせよ「積極的」あるいは「消極的」な「未婚化」や「無婚化」の選択が行われているということができる。そして、そのイニシアチブを取

図6　年齢別未婚率の推移【女性】

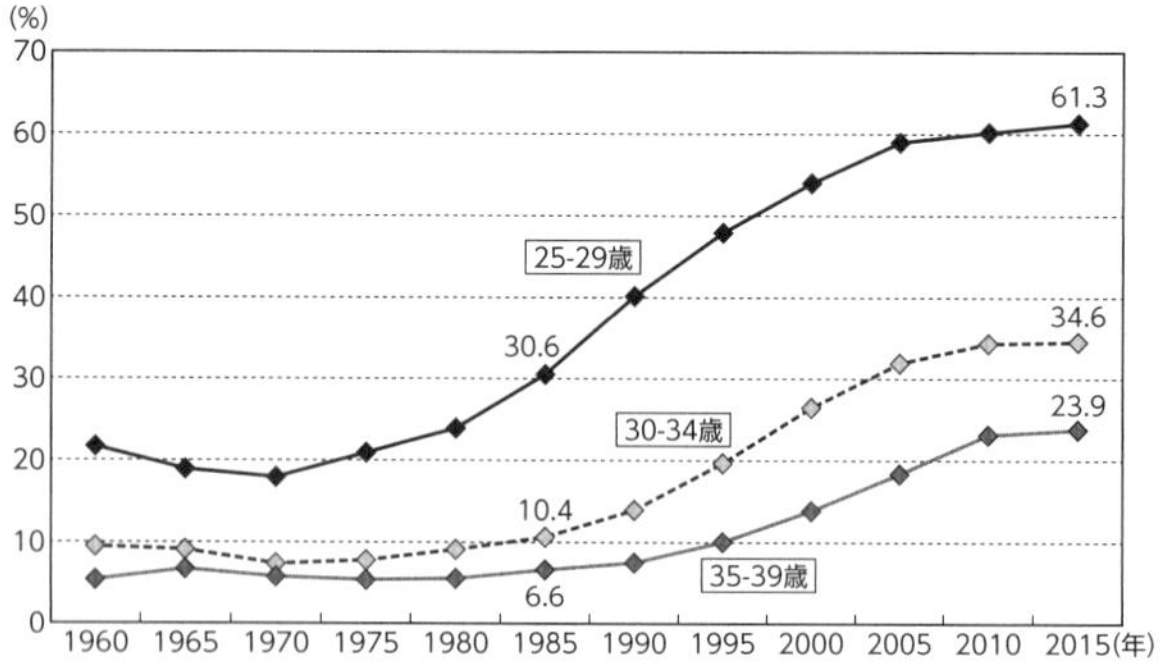

内閣府「平成30年版　少子化社会対策白書」第1部　少子化対策の現状（第1章 3）より

っているのは、おそらく女性であろう。なぜなら、冷静に考えてみれば、女性が生殖するために必要とするのは、「婚姻」ではない。それどころか、実はセックスも男性も不要で、単に精子のみ必要だからだ。言ってみれば、この観点に立てば男性はまったく無力である。

子どもを持つことが女性の基本的な権利であり、さらにセックスと生殖が名実ともに分離している今日、じゃあ、いったいセックスの意味はどこにあるのか。このような論点は十分にあり得るのかもしれない。セックスすれば、子どもが生まれてくるという生物学に注目するなら確かにそうかもしれない。でも、女性は今やセックスなしで妊娠できるのだから、セックスなど、そもそもいらないのではないか、男性など不要ではないか。振り返ってみれば、ヒトは、20世紀に「避妊」という方法をすでに発明しているのだ。これもセックスと生殖を分離した、もうひとつの重要な要素である。

しかし、実は「セックスと生殖」の問題はそれほど簡単ではない。どうしても避けては通れない話のはずなのに、私たちが正面から向き合わずに、できる限り見て見ぬふりをし、放置してきた問題が「セックスと生殖」には、もうひとつある。

それは望まない妊娠に対する人工妊娠中絶の問題である。

見て見ぬふりをしてきた「人工妊娠中絶」

〔2010年12月10日　ダブリン〕

アイルランドの首都ダブリンは、クリスマスの電飾ですっかり埋め尽くされていた。商店街のショウウインドウはもちろんのこと、街灯や路面電車の吊架線《ちょうかせん》にも電飾が施されている。これから訪問するロタンダ病院（Rotunda Hospital）は、1745年に設立された世界最古とされる有名な産婦人科専門病院である。しかし、今回の目的は、当地アイルランドに特異なさまざまな状況を、まず正確に知ることだ。エドガー・モカヌ（Edgar Mocanu）医師はこのように話し始めた。

エドガー「アイルランドでは、法律で人工妊娠中絶は禁止されています。しかし、避妊用のピルを使用することはできます。カトリック教会はもちろん避妊することも支持していませんが、実際には、避妊はさまざまな方法でできるわけです。それでも、望まない妊娠は起こってしまいます。ですから、望まない妊娠をしてしまった女性は、人工妊娠中絶を受けるために、英国など外国へ渡航する必要があるのです。実際に渡航する場合が、年間何例あるのかはわかりませんが、この国には Crisis Pregnancy という当事者を支援する民間支援団体が活動しています。そして、私たち産婦人科医は、人工妊娠中絶を必要とする女性のために、そのたびに紹介状を書くことになります」

カトリック国であるアイルランドでは、教会が強い力を持っていた時代があった。その頃には、少なくとも大っぴらに人工妊娠中絶手術を受けることはできず、多数の女性がアンダーグラウンドで行われる違法な手術により、命を落としていたという。また、有名な話として、ダブリンで非合法の人工妊娠中絶を提供していた助産師マリー・アン・カデン（Mamie Cadden または Mary Anne Cadden）が、1956年に死刑判決を受けた事例がある。[*5]彼女が施行した非合法人工妊娠中絶により母体死亡となった件で、殺人罪に問われたのだ。そして一方で、隣国英国に渡航する経済的余裕のある女性は、実際に渡航して人工妊娠中絶手術を受けていたのだ。

アイルランド国会は、1983年の憲法改正で、「胎児は母親と同等の価値と権利を有する」とした憲法修正第8条が追加され、人工妊娠中絶をめぐる状況は、さらに厳しいことになる。私は、1989年から2年間近く英国に滞在していたが、当時アイルランドでレイプにより妊娠した女の子のために渡航費用を集めるチャリティ活動が、ロンドンで行われていたことを記憶している。そして、アイルランドでは、1997年にレイプにより妊娠した13歳の女性が英国渡航を認められず自殺を図る事件が発生した。さらに2012年には、歯科医の女性が、妊娠17週で切迫流産のために破水したが、胎児心拍があるため処置は人工妊娠中絶に相当するとして放置され、最終的に敗血症となり妊婦自身が亡くなる事件が発生した。[*6]この事件は世界的に広く報道され、私もよく記憶している。

そのような人工妊娠中絶に関連する悲惨な歴史を積み重ねた経緯もあり、ようやく2018年になって、アイルランドでは憲法修正第8条の条項を廃止するための住民投票が行われた。その結果、廃止賛成派が圧倒的な勝利をおさめ、憲法修正第8条の条項は廃止されて、最終的に妊娠12週までの人工妊娠中絶は理由を問わず施行可能となった。また妊娠24週までは、胎児の異常による適応、妊婦の健康や生命への重大な危険を及ぼす恐れがある場合に、中絶が可能となったのである。

アイルランドにおいて、先ほど述べた「性と生殖に関する健康と権利」を実現することが困難であったのは、何も人工妊娠中絶のことばかりではない。バチカンが今日まで認めていない体外受精などの生殖医療を受けることにも、この国では大きな障害があった。

エドガー「アイルランドの人々の中には、まだ信心深い人が多数いますが、教会の力は次第に低下してきました。それでも、私の前任者のロビー・ハリソン（Robbie

Harrison）教授が、ここロタンダ病院で最初に体外受精を始めた1990年には、教会がこのIVFユニットを閉鎖しようと試みたのでした。体外受精について、現在は受け入れられていると考えます」

米国テキサス州では、2021年9月から、妊娠6週以降の人工妊娠中絶を禁止する州法が施行された。連邦最高裁判所に対して、この州法に対する差し止めが求められていたが、2022年、最高裁はその請求を5対4で退けた。この法律では、レイプによる妊娠についてすら中絶を認めていない上、人工妊娠中絶を提供する医師や病院、さらに患者家族について、人工妊娠中絶の施行を理由に訴追することが可能になっている。

実は米国でも、女性が人工妊娠中絶を選択することを認められるようになったのは、それほど昔のことではない。米国において、人工妊娠中絶は長い間犯罪とされており、それにもかかわらず多くの違法中絶が行われていた。人工妊娠中絶は、1973年に連邦最高裁判所で出された判決（ロー対ウェイド判決と呼ばれる）により、全米で初めて合法化されたにすぎない。ただ、その後も今日に至るまで、プロライフグループと呼ばれる中絶反対派は、コンスタントに活動を続けてきた。4年ごとの大統領選挙時には、人工妊娠中絶に対する候補者の態度（基本的には、共和党候補者が中絶禁止、民主党候補者が中絶容認を主張している）は、毎度大きな争点となり、有権者の投票行動に影響を与えてきた経緯がある。

また、この連邦最高裁の判決後も、人工妊娠中絶専門クリニックが襲撃されたり、従事する医師が射殺されたりする事件が繰り返されてきたのだ。そして、2022年6月、最高裁はついにロー対ウェイド判決を最終的に覆したため、今後保守系の強い各州では、人工妊娠中絶が非合法化されると予想される。

このように、人工妊娠中絶は各国で「政治問題」となり、女性がどうしても必要な手術を受けるためであっても、さまざまな議論が繰り返されてきただけでなく、現実に血が流されてきた歴史がある。

日本における人工妊娠中絶

では、この「人工妊娠中絶」という重要な問題は、わが国でははたしてこれまでどのように議論されてきたのだろうか。ここまで述べたように、アイルランドや米国では、主に教会などの宗教勢力が人工妊娠中絶に反対する（体外受精にも反対する）ロビー活動を行ってきた。これについては、信心深い信者が、宗教の教義に基づく信念や社会活動として行動することは、私を含む外国人にとっても、ある程度理解できる部分がないわけではない。もちろん暴力に訴えるような行動化は論外であることは言うまでもないが。しかし、ひるがえって、わが国における議論は、これまでどうだったのだろうか。特定の宗教勢力が人工妊娠中絶に対して、公の場で直接的な反対運動を行い、それが社会的に広く認知されている状況にあるとは、とても言い難いのではないか。

もしそうだとすると、宗教やイデオロギーを離れて、女性の「性と生殖に関する健康と権利」の視点から、ニュートラルに人工妊娠中絶を議論することは可能であるし、ますます重要と考えられるのではないか。では、実際のところ、これまでに、そのような視点から冷静な検討が行われたことはあるのだろうか。

わが国では、人工妊娠中絶は、「母体保護法」という法律に基づいて、母体保護法指定医師により行われる。[*7] 母体保護法は、もともと1948年に制定され1949年6月に改正公布された旧優生保護法が、1996年にその優生思想に基づく条項を削除し名称が改められ、現在に至る法律である。この法律により、不妊手術（妊娠できなくなるようにする卵管結紮《けっさつ》などの手術）と並んで、母体保護法指定医師が母体の生命健康を保護することを目的として、人工妊娠中絶を施行することを許容している。しかし、明治時代に制定された刑法の堕胎罪は、現在もなお、人工妊娠中絶を刑法上の犯罪としているのだ。したがって、もし母体保護法に基づかずに医師などが人工妊娠中絶を行った場合は、業務上堕胎罪として、仮に女性の同意があったとしても、3か月以上5年以下の懲役刑に処されるのである。

つまり、母体保護法は、刑法により原則として禁止されている人工妊娠中絶を例外的に施行可能とするために、その要件を定めている法律である。人工妊娠中絶のできる場合は、具体的には、①「妊娠の継続又は分娩が身体的又は経済的理由により母体の健康を著しく害するおそれのあるもの」、②「暴行若《も》しくは脅迫によつて又は抵抗若しくは拒絶することができない間に姦淫《かんいん》されて妊娠したもの」と書いてある。実際には、わが国における人工妊娠中絶は、届け出上、①による理由がほとんどであり、運用の実態としては、事実上、妊娠22週未満であれば、女性の希望により人工妊娠中絶を行うことが可能となっているのである。つまり、諸外国の状況と比較して、「人工妊娠中絶」の運用状況は、ある意味で、とてもリベラルな状況にあるという見方もできる。

　では、この仕組みは、はたして「性と生殖に関する健康と権利」を十分に満たしている素晴らしい状況をもたらしているといえるのだろうか。残念ながら、実際は、それほど素晴らしいものとはいえない部分が多々ある。その典型的な例が、最近話題になった「配偶者の同意」の必要性についての問題である。法律上、人工妊娠中絶を行うにあたっては、原則として配偶者の同意を得ることが要件とされている。そして、「配偶者が知れないとき若しくはその意思を表示することができないとき又は妊娠後に配偶者がなくなつたとき」は本人の同意のみで人工妊娠中絶を行えるとしているのである。

　問題となったのは、配偶者によるＤＶがある場合や、婚姻関係が破綻しており胎児の父親が配偶者ではないなどの例であった。これらの例のように、（戸籍上の）配偶者の同意を得ることが事実上不可能な場合、人工妊娠中絶を行うのに本人の同意のみで足りることが、２０２１年３月になって厚生労働省から日本医師会に対して通知されたのである。従来は、現場での運用に丸投げされていた部分について、ようやく、妊娠している女性自身の意思により、人工妊娠中絶を行うことが公式に認められるようになったといえる。

しかし、最大の問題が、まだまだ手つかずに残されているのだ。

出生前遺伝学的検査と人工妊娠中絶

前述の①と②をもう一度読んでいただきたい。実は、母体保護法において、人工妊娠中絶の適応には、胎児のことが何も記載されていない。つい最近、人工妊娠中絶が可能となったアイルランドについて、「妊娠12週までの人工妊娠中絶は理由を問わず施行可能となった。また妊娠24週までは、胎児の異常による適応、妊婦の健康や生命への重大な危険を及ぼす恐れがある場合に、中絶が可能となった」と私は書いた。このように、胎児の異常を理由とする、いわゆる「胎児条項」が、人工妊娠中絶の適応として明記されている国が多数ある。なぜなら、胎児側の理由でやむなく人工妊娠中絶が行われる場合が十分にあり得るからだ。

わが国においても、胎児側の理由により人工妊娠中絶が選択される場合が、統計上の数値はないものの、かなり多いと思われる。それは、妊娠中に胎児についてのさまざまな検査が行われるからである。もし超音波検査をそのひとつに含めるとすれば、胎児についての出生前検査をまったく受けない妊婦は、日本には事実上皆無であるということができるからである。

妊婦健診を受けたことのある女性、あるいは健診に付き添って行かれた方はご存じのことと思うが、わが国では、妊婦健診のたびに超音波検査により胎児発育などを毎回チェックすることが通例である。妊娠初期には、きちんと子宮の中に妊娠しているのか、月経周期の不順な女性では、分娩のおよその予定がいつ頃になるかなども重要なポイントとなる。しかし、現代の高い解像力を持つ超音波断層装置は、もし胎児に異常がある場合、容易にそのリアルタイムの診断を可能としている。いや、もし胎児に大きな問題があれば、意図せずとも見えてしまうこともあるのだ。だから、胎児超音波検査は出生前遺伝学的検査の意味を持つことになる。

出生前検査として、のちに改めて述べる着床前検査（PGT）や非侵襲的出生前検査（NIPT）や羊水検査など、ゲノムや染色体検査の話をここでしているのではない。ほぼすべての胎児が対象となる、日常的な超音波検査の話をしているのだ。だから、胎児超音波検査は、出生前遺伝学的検査のひとつと考えられるべきであり、ゲノム医学の一部あるいは、ゲノム医学へ架けられた橋とでもいうべき方法なのである。妊娠を継続している経過中、あるいは、出生後に生命に関わる状況になり得る胎児の数々の重篤な問題を、胎児超音波検査は明らかにすることがある。その結果、子宮内で胎児治療を試みたり、出産前に出生直後の手術のための準備が可能となり、救命される子どもたちもいる一方で、現在の医学では解決困難な病状が、出生前に明らかとなることもある。もし、わからなければ、あるいは気がつかなければ、医療の現場では、目の前の子どもたちを救うために最善の努力をすることが当然である。しかし、何かがわかってしまった時、気づいてしまった時、どのように妊婦に寄り添うのか、サポートするのか。そして、だからこそ、出生前遺伝学的検査は、人工妊娠中絶と切り離して議論することはできないはずだ。

＊1　外務省監訳『国際人口・開発会議「行動計画」―カイロ国際人口・開発会議（1994年9月5―13日）採択文書』世界の動き社、1996年

＊2　https://www.mofa.go.jp/mofaj/gaiko/josi/comento06.html

＊3　https://www.who.int/teams/sexual-and-reproductive-health-and-research-(srh)/human-reproduction-programme

＊4　https://www8.cao.go.jp/shoushi/shoushika/whitepaper/measures/w-2018/30webhonpen/html/b1_s1-1-3.html

＊5　https://www.dib.ie/biography/cadden-mary-anne-mamie-nurse-cadden-a4639

＊6　https://www.theguardian.com/world/2012/nov/14/ireland-abortion-law-woman-death

＊7　https://elaws.e-gov.go.jp/document?lawid=323AC0100000156

6　命の選別

受精胚のゲノム解析

「着床前診断」という言葉を聞いたことのある読者は多いと思う。体外受精でできた受精胚を子宮に移植する前に行う胚そのものの遺伝学的検査のことだ。着床前診断（Preimplantation Genetic Diagnosis：ＰＧＤ）という言葉は、２０１５年秋にＷＨＯにおいて開催された会議の結果、現在は、（単一遺伝子疾患に対する）着床前検査（Preimplantation Genetic Testing for Monogenic：ＰＧＴ-Ｍ）という、名は体を表す、より正しい名称に置き換えられている。[*1] その理由は単純で、ＰＧＴは要するに検査のひとつにすぎず、これのみで最終的診断に至ることはあり得ないからである。

第4章でも述べたように、ＰＧＴでは、遺伝性疾患を持つ子どもが生まれる可能性があるカップルにおいて、まず体外受精により初期胚を複数作成する。その後の具体的な方法は、歴史的にいろいろと変化してきたものの、いずれにせよ、それぞれの胚から一部の細胞を生検して取り出し、遺伝学的検査（これも方法は歴史的に変化してきた）に供する。そして、多数得られた胚の中から、発病する可能性のない（少ない）胚を選択して、子宮に移植するのである。現在の標準的な方法としては、受精後5～6日の胚盤胞から、将来胎盤になる部分を一部生検して、検査に供する方法がもっとも一般的となっている。そして、検査結果が出るまで、生検した胚はすべて凍結保存しておくことになる。

〔1990年4月16日　ロンドン〕

ＰＧＴのオリジナルとなった方法は、ロンドンのハマースミス病院において、アラン・ハンディサイド（Alan Handyside）博士のグループが1990年に世界で初めて成功して報告した。[*2] 当時は、受精後3日目の6～8細胞の時期に、胚を構成する細胞のうちひとつを生検し、ＰＣＲ（Polymerase Chain Reaction）法を用いて、核ＤＮＡを増幅して診断していた。ＰＣＲ法は、コロナ禍でウイルス検出検査法のひとつとして、大多数の人々がその名前を知るようになった。具体的には、特殊な酵素と短いＤＮＡ断片を用いて、ゲノム上の特定の部分についてそのコピー数を著しく増加させる方法である。当時の胚生検では、1細胞しか取り出さないので、ＤＮＡは基本的に1コピーしかない。だから、まずＤＮＡのコピーをものすごい数に増やす必要がある。増やしたＤＮＡを電気泳動して、目的の部分を診断するのである。そもそも胚凍結がうまくできない時代だったので、検査に時間をかけることもできなかった。

胚生検という方法は、英国ではHFE法の成立により、公式に臨床実施することが可能となった胚への侵襲を伴う手技である。この報告が発表されたのは、ちょうど私がハマースミスに留学していた時だったので、『Nature』という雑誌から主要報道機関に事前情報が流された4月19日に、アランと共同研究者のケイト（Kate Hardy）やヘレン（Helen Kontogianni）らが、論文の受理をとても喜んでいた姿を今でも思い出すことができる。PGT-Mは、その後世界各国で施行されるようになり、技術的進歩や改良とともに、遺伝性疾患全般についての知識の集積が著しく進み、その応用される疾患も大きく拡《ひろ》がることになった。

ゲノムを取り巻くこの30年間の、そして、今日も日々継続するさまざまな環境や知識の変容には想像を絶するものがある。そもそも、このPGT-M（当時はPGD）にアランたちが取り組んでいた頃、単一遺伝子変異が病因であると判明している遺伝性疾患の数は、きわめて限られていたといえる。しかし、今日では、それこそ膨大な数の単一遺伝子変異による疾患がすでに特定されている。たとえば、２０２１年の論文[*3]によれば、判明しているだけで、約1万種の単一遺伝子変異が、数千万人の疾患原因となっているとすら推定されている。おそらく、現在では、その数はさらに増加していることは間違いない。そして、その中には、致死的な疾患や重篤な症状を伴う疾患も数多く含まれているのだ。

さらに付け加えるならば、最近では、遺伝性疾患には、単一遺伝子変異によるものばかりではなく、多遺伝子変異の関与する、より頻度が高く一般的な疾患が、きわめて多数あることがわかってきている。たとえば糖尿病や高血圧だ。もちろんこれらそれぞれの疾患一つひとつについて、さまざまなバリエーションがあるわけで、異なる遺伝子変異の多様性があるばかりでなく、いろいろな環境因子の影響が相当に関与する場合もしばしばあると考えられる。

検査の対象となる遺伝子の疾患とは

さて、それでは、ＰＧＴ‐Ｍの対象となり得る疾患は、いったい、いくつくらいになるのだろうか。実はこれはとても難しい問いである。

まず、単一遺伝子変異に起因することが明らかとなっている疾患の数は、今述べたように、どんどん増加している。しかし、もちろん、そのすべてがＰＧＴ‐Ｍの対象となるわけではない。いやむしろ、その中のごく一部の疾患が対象となるべきであろう。実際にはどうなのか、ヨーロッパにおける生殖領域の学会であるＥＳＨＲＥ（ヨーロッパヒト生殖胎生学会議）のコンソーシアムが２０１２年に報告したデータを見てみよう。*4 この論文によると、１９９７~２００７年の約10年間に、学会に各クリニックから報告されたデータを集計すると、この間に総計２万７９８０個の胚についてＰＧＴ‐Ｍが行われ、うち３７２７個の胚が移植され、全体の妊娠率は移植あたり29％であったという。その中で、この当時多数施行されて合計１００例以上が対象となった疾患（原因遺伝子）を見ると、多い順に嚢胞《のうほう》性線維症（*CFTR*）、筋強直性ジストロフィー（*DM1*）、ハンチントン病（*HTT*）、βサラセミア／鎌状赤血球症、脆弱《ぜいじゃく》Ｘ症候群（*FMR1*）、脊髄性筋萎縮症（*SMN1*）、デュシャンヌ型筋ジストロフィー（*DMD*）となる。

これらの病気は、嚢胞性線維症などのように、生後間もなくから発症するものばかりではなく、ハンチントン病のように多くは成人に達してから発症するものも含まれる。また、それぞれの症状など疾患の重篤度もさまざまである。さらに、単一遺伝子疾患とはいうものの、遺伝子の1か所が変異していることが原因となる疾患ばかりではなく、遺伝子ゲノム近傍にある特定のCTG（シトシン、チミン、グアニンの3種の核酸塩基）繰り返し配列が異常な回数繰り返されていることが、発病の原因と考えられている疾患もある。

つまり、ヨーロッパなどにおいてPGT‐Mの対象として、実際に検査が行われているからと言っても、すべてをひとくくりにして話をすることは、原因から見ても、またその症状の発症時期や重篤度などから見ても、けっして適切ではない。

別の例を挙げてみよう。米国では、最近行われているPGT‐Mの対象疾患として、もっとも頻度が高いものは、遺伝性乳がん卵巣がん症候群（*BRCA1/2*）であり、これも成人後に比較的若い年齢で乳がんや卵巣がんを発症する可能性が高い疾患である。つまり、欧米においてPGT‐Mを行う選択は、疾患の発症時期に重きを置くのではなく、成人後に発症する疾患でも、その重篤性と現時点で適切な治療があるかどうかにより選択が行われているように思える。もっとも発がんリスクを高める*BRCA1/2*の変異については治療法も存在し、そもそもPGT‐Mを行うことの意義について、米国においても批判がある。

命の選別になるのか

わが国では、このPGT‐Mについて、「障害や疾患をもつ子どもを産まないための技術であり『いのちの選別』である」として、当初から障害者団体などから強い反対があった。そのため、1998年に日本産科婦人科学会から「着床前診断に関する見解」が出され、その中で対象を「重篤な遺伝性疾患」に限定した。そして、1例ごとに申請され、慎重な症例検討が行われた上で学会から実施が許可されるという厳格な枠組みが構築され、その後も今日に至るまできわめて慎重な対応がされてきた。実際にPGT‐Mについて、その施行が日本産科婦人科学会から初めて許可されるのは、2004年まで待つことになる。すなわち、この時、慶應義塾大学により申請され実施が認められた疾患は、デュシャンヌ型筋ジストロフィーのPGT‐Mであった。その後、日本産科婦人科学会によれば、2019年10月31日までに合計238例のPGT‐Mについての申請があり、うち210例が承認されたという。なお、「成人に達する以前に日常生活を強く損なう症状が出現したり死亡する疾患」を日本産科婦人科学会は「重篤」としていたため、承認された例はすべてこの基準を満たすことになる。
つまり、対象となる疾患など、わが国におけるPGT‐Mの現況は、欧米諸国と比較すると大きく異なっているといえる。外国でPGT‐Mの行われるハンチントン病や遺伝性乳がん卵巣がん症候群は、その発病の時期からわが国ではそもそも対象となり得ない。また、こちらはとても大切な点であるが、それぞれの疾患の重篤性については、「重篤性」の解釈や治療法開発などを考慮すれば、ひとつの疾患内の多様性や科学技術や知識集積に伴う時代的な変化があることは当然である。
日本産科婦人科学会は、2018年に、若年期に失明に至る遺伝性疾患である「網膜芽細胞腫」についてPGT‐Mの申請を受け、上記の「重篤性」に照らして不許可と判断した。この例をきっかけとして、「見解」や運用の見直しを求める意見があがった。そこで、当事者や支援団体、一般の方やメディアを含む公開の討論の場として「PGT‐Mに関する倫理審議会」を、2020年から2021年にかけて3回開催した。なお、その資料や最終報告書などはすべて参照可能である。[*5]
この倫理審議会における集中的な意見交換の結果、2022年1月に日本産科婦人科学会の見解は改正され、「重篤性」の定義として、「原則、成人に達する以前に日常生活を強く損なう症状が出現したり、生存が危ぶまれる状況になり、現時点でそれを回避するために有効な治療法がないか、あるいは高度かつ侵襲度の高い治療を行う必要がある状態」とされた。結論として、「今までに審査経験のない疾患申請」についても審査するということで、より柔軟な対応を可能としたが、実際の運用についてはまだ評価できる段階ではない。

話は戻るが、日本産科婦人科学会は、２００６年に「重篤な遺伝性疾患」に加え、染色体転座に伴う習慣性流産を対象とした着床前検査（ＰＧＴ‐ＳＲ）の施行を認めた。染色体転座というのは、染色体の一部が別の染色体に移動していることをいい、転座を持つ本人は、遺伝子量に過不足がなくすべての遺伝子が働くために通常何も問題はない。しかし、染色体が半分になる減数分裂によってできる卵子や精子の染色体では、転座の結果、一部過不足のある異常が生ずる場合がある。そして、染色体にある遺伝子量が異なる卵子や精子により妊娠が成立しても、流産を繰り返すことにつながる（図7）。胚を生検してＰＧＴを行うことで、遺伝子量の過不足がない胚を選んで移植することができれば、流産せず分

図7　均衡型転座保因者で流産が起きる仕組み

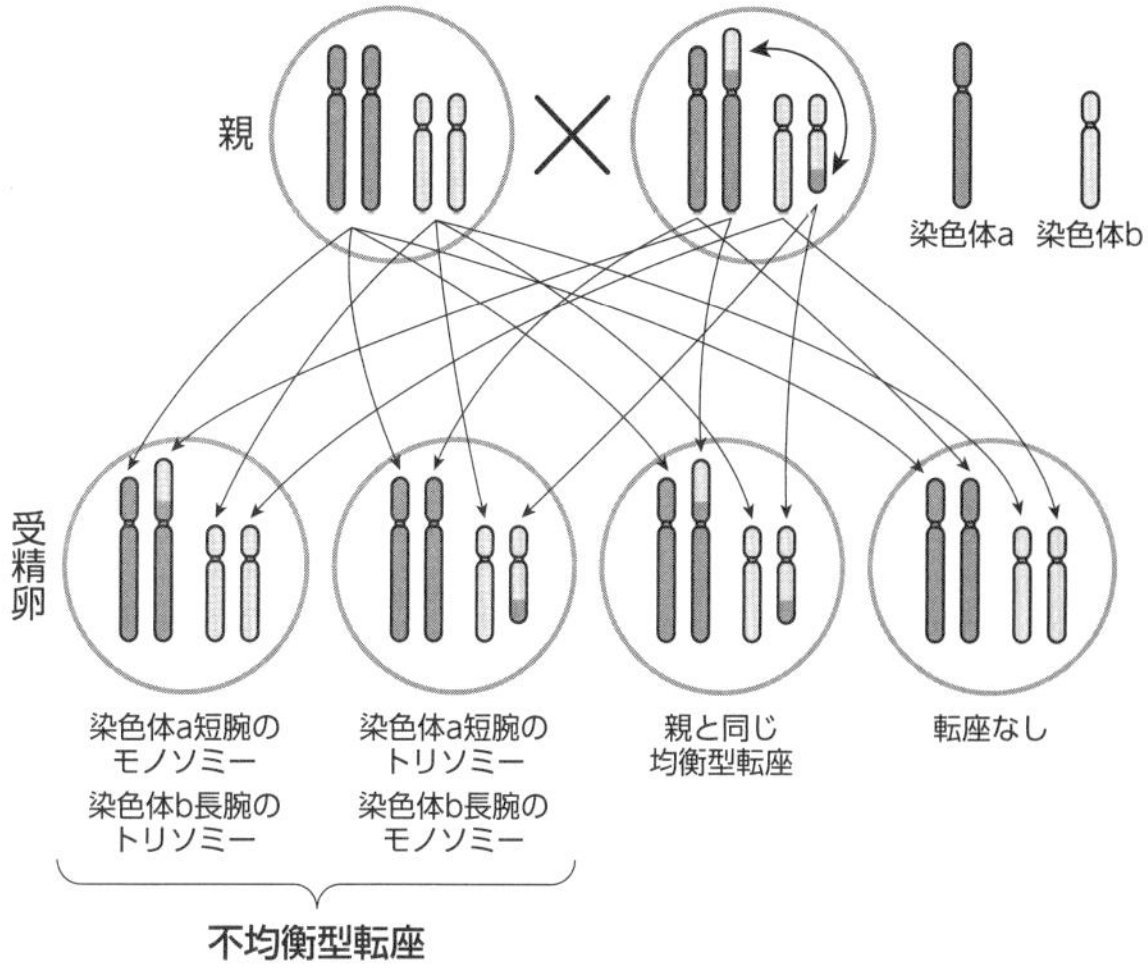

遺伝子の多寡が生じるために流産してしまう。
不均衡部分が小さければ出生に至ることも可能だが、
先天異常を有して生まれてくる。

公益社団法人　日本産婦人科医会「研修ノート」（Webサイト）より作成

娩に至る確率が上昇するのである。ただし、もともと体外受精を必要としないカップルについても、ＰＧＴのための体外受精を行わねばならないという、大きなハードルが新たに出現してしまう。また、もちろん、何もせずとも妊娠を繰り返せば、いつか遺伝子量の過不足がない胚が妊娠して、そのまま分娩に至る可能性があるわけだが、それまでの間に繰り返す流産は、当事者女性にとって、きわめて辛《つら》い状況である。したがって、当事者がどのような選択をするか、適切なカウンセリングが重要になる。

染色体の数の過不足でわかること

ＰＧＴには、もうひとつ重要な検査としてＰＧＴ‐Ａ（染色体異数性胚の着床前検査）がある。これは、以前は着床前スクリーニング（ＰＧＳ）と呼ばれてＰＧＤと区別されていたが、この名称は実際の目的を適切に示さないため、２０１５年にＰＧＴ（着床前検査）に含まれる検査のひとつとなった。その対象となるのは、体外受精など生殖医療を受ける女性の中で、何回胚移植を行っても妊娠に至らない、あるいは初期流産となる場合などである。体外受精などの際に、移植する胚の染色体を調べると、染色体のいずれかに異数性（２本あるべき同一染色体が１本や３本）の認められることがしばしばあることが知られる。その染色体異数性のある胚の多くは、妊娠に至らない、あるいは妊娠しても流産となる。その証拠として、流産した女性から得た初期胚絨毛《じゅうもう》の染色体を検査すると、多くの場合、何らかの染色体異数性が見つかるのである。また、女性の年齢の上昇とともに異数性のある卵子が増加することは、生物学的にやむを得ないことである。よって、もし、PGT‐Aにより異数性のない胚を選んで移植することができれば、より高い確率で妊娠・分娩につながる可能性が考えられるのだ。

PGT‐Aの開始当初は、22種類の常染色体およびXとYの性染色体のうち一部、いくつかの染色体の数を、複数の異なる色で発光する蛍光プローブによりチェックするFISH法という方法を用いるPGT‐Aが行われた。しかし、その後、この方法はあまり有効でない場合が、しばしばあることが判明した。なぜなら、染色体異数性はすべての染色体に起こり得るから、たまたま調べた範囲の染色体には異数性がなくても、他の調べなかった染色体に異数性があれば、流産してしまう。その後、PGT‐Aの検査方法は、すべての染色体の異数性を調べることのできるマイクロアレイを用いる方法となり、最近では後に説明する次世代シークエンサーを用いる全ゲノム解析が行われるようになったのである。

日本産科婦人科学会は、先ほど述べた「着床前診断に関する見解」において、「診断する遺伝情報は、疾患の発症に関わる遺伝子・染色体の遺伝学的情報に限られ、スクリーニング（筆者注：「ふるいにかける」の意）を目的としない」としており、この会告にPGT‐

Ａが抵触するのかどうかを考えると、限りなく黒に近い灰色というべきであった。しかし、主に米国において多数施行され始めていたＰＧＴ‐Ａについて、わが国においても実際に施行する施設が増加していた。また、高年齢女性に対する生殖医療が世界でもっとも多く、提供卵子を用いる治療を事実上受けることのできないわが国の特殊事情を考えれば、ＰＧＴ‐Ａが一定の意義を持つ可能性がある。そこで、ＰＧＴ‐Ａの有効性についてのエビデンスを作る目的で、日本産科婦人科学会による「ＰＧＴ‐Ａのパイロットスタディ」が計画された。

２０１７年から２０１８年に行われたこのパイロットスタディの試験結果[*6]は予想通りで、高年齢女性では、多数の胚を得ることができた限定的な女性においては、その中に異数性のない胚があり、移植後の妊娠率は有意に高かった。しかし、移植できる胚がひとつもない場合もしばしばある。よって、患者あたりの妊娠率にはＰＧＴ‐Ａ施行の有無による差はなく、ＰＧＴ‐Ａが、どのような女性に有効性があるのかは、いまだ結論が出ていない。また、たとえば、45歳以上の女性にＰＧＴ‐Ａを適用しても、得られるほとんどすべてが異数性のある胚となり、移植できる胚が得られることはほとんど期待できない。なぜなら、体外受精で得られた胚の染色体を分析した報告では、35歳では染色体異数性のある胚は35%前後であるが、40歳では60%に迫り、44歳で90%近いとされるからだ。それではPGT-Aを適用する意味があるのか、という疑問も出てくることになるのだ。PGT-Aに有効性、有用性があるのか、またあるとすれば、どのような対象においてなのかについては、現在も議論が継続している。[*7]

さらに、複数の細胞からなる胚は、細胞によって異なる染色体核型を持つ場合（つまり、胚を構成する一部の細胞にだけ異数性を持つ場合）があること、胚の発育過程で、染色体異数性のある部分だけが除去され正常部分だけが発育する可能性なども指摘されており、PGT-Aについては十分なエビデンスがあるとはまだいえない。だから、日本産科婦人科学会もPGT-AとPGT-SRについて、2021年9月と10月に公開シンポジウムを2回開催したのち、標準的方法とはせずに、「特別臨床研究」で、さらに継続することにしたのである。

妊婦の採血だけで診断可能に

〔2012年8月29日　東京〕

PGTと並んで、ゲノム解析の進化が人々の前にあからさまに示されたのが、画期的な出生前診断の方法であるNIPT（Non-invasive Prenatal〈Genetic〉Testing／非〈無〉侵襲的出生前〈遺伝学的〉検査）の出現であった。

2012年8月29日、『読売新聞』は1面に「妊婦血液でダウン症診断」、「国内5施設、精度99%、来月から」という見出しの記事を掲載した。この記事のリードは、「妊婦の腹部に針を刺して羊水を採取する従来の検査に比べ格段に安全で簡単にできる一方、異常が見つかれば人工妊娠中絶にもつながることから、新たな論議を呼びそうだ」というものであった。

NIPTは、胎児の染色体異常の出生前診断を目的とする方法のひとつであるが、従来から行われてきた羊水検査（子宮に針を刺して羊水の一部を採取し検査に供する）など、母体への一定の侵襲を伴う他の確定診断法と比較すると、母体の採血をするだけで済むという大きなメリットがある。同様に母体血を採取するだけで済む血清マーカー検査（トリプルマーカー検査やクアトロテストという名前で知られる）が、相当に偽陽性（胎児に染色体異常がないのにあると判定する）率の高い非確定的検査であることと比較すると、圧倒的に高い確率で陰性（胎児に染色体異常がないこと）を診断できる。その理由は、血清マーカー検査が、血中にあるいくつかの物質の濃度を測定し、一定のアルゴリズムで総合判定を行うのにすぎないのに対し、NIPTは母体血中に出てくる胎児由来のDNAそのものを見て判定するからである。

具体的には、妊娠10～22週に妊婦の採血をし、血中にある全DNAの断片について、その塩基配列を端から調べる。からだを構成する細胞はどんどん入れ替わっているので、壊れた細胞に由来するDNAが、血中には流れているのだ。母体血は胎盤を流れているので、妊娠中の母体血中にあるDNA断片を調べると、うち約10％が胎児由来となる。だから、もし胎児のある特定の染色体数が異なる場合、たとえば、胎児が21トリソミーで、21番染色体が2本でなく3本ある場合、その他の染色体と比較して、21番染色体に由来するDNA断片が、母体血中にもより多く含まれることになる。この差は、もちろんきわめてわずかなものにすぎないため、母体血中にあるＤＮＡ断片の塩基配列を端から調べ、数千万個のＤＮＡ断片を検討した上で、含まれる量が他と異なるＤＮＡ断片が由来する染色体を決定することになる。この膨大な数のＤＮＡ断片を片っ端から迅速に検査することを可能にしたのが、「次世代シークエンサー」と呼ばれる機器の開発である。この技術は、毎年、ことによると半年ごとに大きく進歩しており、そのたびにＤＮＡ解析速度の向上と費用の低下がもたらされている。解析精度も、改良のたびに、より多くのＤＮＡ断片を同時並行して検査することができるようになるから、さらに上昇する。ただし、ＮＩＰＴが見ているのは、あくまでも妊婦血中にある胎児細胞由来ＤＮＡだから、診断的中率は１００％にはなり得ない。もっとも陽性的中率（陽性と診断され実際に陽性である比率）は、女性年齢により50〜99％であるものの、陰性的中率（陰性と診断され実際に陰性である比率）はきわめて高く、99・９％になるとされる。

日本における出生前診断（検査）

日本医学会は、２０１１年２月に「医療における遺伝学的検査・診断に関するガイドライン」を公表し、「出生前診断」について「広義には羊水、絨毛、その他の胎児試料などを用いた細胞遺伝学的、遺伝生化学的、分子遺伝学的、細胞・病理学的方法、着床前診断、および超音波検査などを用いた画像診断的方法などがある。（中略）医学的にも社会的および倫理的にも留意すべき多くの課題がある」とした。

そもそも、出生前診断の進展の背景には、生命科学分野全般における進歩・発展による、さまざまな遺伝学的知識の集積と診断技術の急速な進歩がある。これに加えて、先端医療技術や理論の実地応用の受け入れに対する社会の変化、さらにはさまざまな新たな診断技術・方法の利用を希望する当事者たる妊婦とその家族の考え方などが関わっている。

日本産科婦人科学会は、出生前診断に関連する見解について、１９８８年に規定された当初のものから今日に至るまで、かなり頻繁に改訂を繰り返してきた。ＮＩＰＴについては、報道各社による過熱報道を受けて、厚生労働大臣が日本産科婦人科学会に自主規制を求めた。当時の報道の代表的で典型的な内容として、「中絶が増え、『命の選別』が行われる可能性」、「先天性疾患に対する差別の助長につながる可能性」がある。そして、これらの懸念を最小限にすることを前提としたＮＩＰＴの臨床実施に向けて、２０１３年３月９

日に、日本医師会、日本医学会、日本産科婦人科学会、日本産婦人科医会、日本人類遺伝学会の5団体による「母体血を用いた新しい出生前遺伝学的検査」についての共同声明が出されたのだった。NIPTは、臨床研究として、認定・登録された施設で開始し、日本医学会が施設認定をすること、遺伝カウンセリング体制の普及と充実のため努力すること、企業、マスメディアに指針の尊重を呼びかけることなどが、この共同声明には含まれていた。なぜなら、先ほど述べたようにNIPTは一般的な臨床検査と同様に、母体末梢血《まつしょうけつ》を採血するのみで実行可能だからである。もし「末梢血採血」というその手技にのみ注目するならば、NIPTを実施するには産婦人科専門医が不要なばかりでなく、それこそ医師以外の看護師や臨床検査技師のみにより実行することが可能なため、カウンセリングなどが適切に提供されないことが危惧されたのだ。

共同声明などを受けて、十分なカウンセリングの提供や確定検査としての羊水穿刺《せんし》を提供できることなどを条件とした実施施設によるNIPTコンソーシアムが組織された。コンソーシアムに集積されたデータ[*8]によれば、実際には2020年3月までの7年間に8万6813例の検査が行われ、1556例（1・79％）の検査陽性者（21トリソミー、18トリソミー、13トリソミー）が判明した。羊水穿刺などの確定検査が行われた例での陽性的中率は、91・0％であったという。

先に述べたような理由で、NIPTの対象となる妊婦は、血清マーカーなどで陽性であった女性などに加え、高齢妊娠（35歳以上）とされた。しかし、わが国における女性の出産年齢は、ご承知のように年々上昇しており、35歳以上が占める割合は、2000年には11・8％にすぎなかったのが、2019年には29・1％になっている。予想通り、当初はNIPTを希望するすべての妊婦の要望に応えることは困難で、特に地域的に実施施設への受診が不可能な場合も多々発生した。もちろん実施施設は年々増加したが、2013年以降、懸念されていた無認可施設におけるNIPTの提供が始まったのだ。2019年には無認可施設で行われるNIPTの実施総件数が、認可施設を上回るに至った。それらの多くは産婦人科ですらなく、美容外科や内科を標榜《ひょうぼう》する医療機関であった。

不適切・不確実な自己診断の危険性

そもそも妊娠する女性の高齢化の進行により、高齢妊娠・分娩について不安や心配を抱える妊婦が増加していることは間違いない。35歳以上を対象とするとしたNIPTは、この不安や心配をさらに増強するメッセージを与えた可能性はないだろうか。また、インターネットとスマホの普及により、（その内容はさておき）多くの関連情報へのアクセスが迅速で容易になったため、個人レベルにおける遺伝的知識の取得への障壁はずいぶんと小さくなった。しかし、女性一人ひとりによる遺伝情報の理解や解釈が十分なものである、あるいは完璧なものであるという可能性はほとんどないだろう。むしろ、相談する相手もないままに、不適切、不正確な情報を鵜呑《うの》みにする可能性すらある。実際に、無認可施設から郵送されたNIPTの検査結果を持って、産婦人科を慌てて訪れた妊婦たちへの対応も、相当数の医療機関が経験しているのである。

NIPTについては、厚生労働省子ども家庭局の検討会として、「母体血を用いた出生前遺伝学的検査（NIPT）の調査等に関するワーキンググループ」が組織され、2020年からは「NIPT等の出生前検査に関する専門委員会」による検討が重ねられた。2021年5月に出された報告書では、出生前検査の情報提供について、特定の専門家のみが関わるのではなく、公的保健機関などを含め連携して、情報提供と出生前検査に関する理解の促進を図ることが重要とされた。地域の体制整備が強調されるとともに、当事者に対して積極的に情報を提供することの重要性が強調されたことは注目される。この報告書を受けて、２０２１年11月に日本医学会に設置された「出生前検査認証制度等運営委員会」は、２０２２年７月から医療機関と検査分析機関の認証を開始した。今後の運用が注視されるところである。

「命の選別である」という指摘に対して

ＮＩＰＴの提供方法や運営の問題を検討する上記の組織や委員会において、繰り返し検討され強調されてきたのは、「妊婦の自己決定を支援すること」、つまり医師はじめ関係者が、検査を受けるか受けないか、また検査結果についての対応において、誘導的な役割を果たすことはあってはいけない、そしてこれに関連して「適切なカウンセリングを提供すること」であった。リプロダクティブヘルス／ライツの観点からも、これらは重要であるが、メディアなどによる「命の選別」という指摘に対して、直接応えるものではない。

では、本質はどこにあるのか。

先ほどのＮＩＰＴコンソーシアムの報告によれば、検査で陽性であった女性のうち、妊娠継続を希望する少数以外、大半は羊水検査を受け、確定診断後に人工妊娠中絶を選択した。もちろん検査を受ける女性の中に、当初から中絶したいと思っている妊婦はひとりもいない。でも、検査を実際に受ける時には、結果により「人工妊娠中絶」を選択する可能性があることについて、ある程度熟慮して検査を受けているはずである。ＮＩＰＴを提供する施設がきわめて限定され、自己負担の多い高額な検査であった（当初はおよそ25万円だった）ため、これらの障壁は検査を受けるか考慮したカップルにとっても、相当なものであったはずだ。だが、無認可施設により手軽に、そしてより安価に（もちろん、それだからこそカウンセリングが提供されず結果は郵送となる）ＮＩＰＴを受けることが可能な時には、当初のあるべき熟慮が十分でない場合もあるのではないか。それが、結果が郵送されてきた時の、女性の行動に直接影響を与えることがあるのではないか。「羊水検査」や「人工妊娠中絶」は、このような一部の女性にとって、ＮＩＰＴを受ける時点では、まだ遥《はる》か彼方《かなた》にあったのではないか。

「命の選別」という指摘は、実はＮＩＰＴなど出生前診断に特有の問題ではなく、「人工妊娠中絶」の内包する中心的な課題であると私は考える。

新生児のスクリーニング検査とは

さて、「スクリーニング」という言葉が何度か出てきたが、実際に行われているマス・スクリーニング検査について、少し紹介しておこう。わが国では、赤ちゃんが生まれると、先天性代謝異常などの病気を見つけるために、生後4～6日目頃に採血をして検査するガスリー法が1977年から開始された。米国でフェニルケトン尿症の新生児マス・スクリーニングを実用化したロバート・ガスリー（Robert Guthrie）医師の名前にちなんで名付けられたそうである。わが国では、新生児マス・スクリーニングは全額公費負担されるため、現在ではほとんどの新生児が検査を受けていると考えられる。最近ではタンデムマス法という、より多くの項目の検査を可能とする方法が一般的になり、アミノ酸代謝異常症以外に尿素回路異常症や有機酸代謝異常、脂肪酸代謝異常などもスクリーニングされている。これらの疾患は、先天的酵素欠損などが主な原因であるため、新生児を対象とした全例の検査による早期診断で、治療を早く開始することができるメリットが大きい。ただし、新生児マス・スクリーニング検査で発見されるこれらの疾患の頻度はきわめて低く、発見されたのは、東京都の2012年までの集計では、検査された疾患すべて合計して1万人に1人程度にすぎない。また、同時に検査される甲状腺機能低下症のスクリーニングのためのTSH、先天性副腎過形成症のスクリーニングのための17-OHPという2つのホルモンの測定により、甲状腺と副腎の異常などが早期発見されることもある。

現在行われている新生児マス・スクリーニング検査は、主に先天性代謝異常の診断のために行われているが、いずれも血中にある特定の物質を測定しているのであって、先天性代謝異常の原因となるゲノムの検査、ゲノム診断を行っているのではない。つまり、疾患によって血液中にある特定の物質の濃度が異常値を示すため、これを利用してスクリーニングされているのである。マス・スクリーニングにより疑わしい例については、その後に確定診断のために、ゲノム診断をすることは、もちろんある。

ゲノムスクリーニングの時代へ

新生児に対して、ゲノム診断をスクリーニングとして全員について行うという発想もないわけではない。なぜなら、個人のゲノムを解析しておくことで、その個人の将来の病気について、診断と治療に直接有益な情報を得られる可能性があるからだ。たとえば、現時点でも乳がん患者で、がん組織を検査して*HER2*という遺伝子が陽性の場合に、ハーセプチンという薬の効果があるために、ゲノム検査により薬剤が選択される。他にも、さまざまな薬の選択や治療法の選択において、ゲノム情報は有益で、将来的に何かの病気にかかった時の治療選択のためにも必要不可欠となる時代も近づいているのだ。

英国では、国営医療サービスのＮＨＳ（National Health Service）が整備されており、国民の生涯にわたる診療情報とゲノムデータを接続することが、理論的に可能である。そこで２０１２年、当時のキャメロン（David Cameron）首相は、10万ゲノム計画（100,000 Genomes Project）というプロジェクトを立ち上げた。この政策により、英国保健社会省が所有するGenomics Englandという会社が新たに設立され、ＮＨＳで診療を受ける患者、特にがん患者とまれな遺伝性疾患を持つ患者およびその家族から10万人のゲノム解析を行うという計画が立てられた。もちろん患者のプライバシーなどを含め、その倫理性や透明性を確保し、患者への利益につながり、科学的新発見を促すとともに英国のゲノム関連企業の支援も狙うという、とても欲の深いプロジェクトだったといえる。実はキャメロン首相自身が、重い障害を持つ長男を6歳で失ったという経験があり、首相在任中に医学・医療そして障碍者《しょうがいしゃ》への施策について、特にゲノム医療に対して大きな配慮をしたのであった。

この10万ゲノム計画は、2018年に患者8万5000人のリクルートが完了し、患者家族を含めてその年末にはゲノム解析も終了した。現在、この解析に基づく論文がまさに出始めたところである。

そこで次に提案されたのが、新生児ゲノムプログラム（Newborn Genomes Programme）である。[*9] すなわち、新生児のゲノムを出生後間もなく全例スクリーニングしようという計画なのだ。つまり、全ゲノムを検査することにより、現在行われている新生児マス・スクリーニングに含まれないまれな病気の発見が期待できるばかりでなく、本人にとっては、生涯にわたり自分の健康リスクを知り、何か病気にかかった時に、もっとも適切な薬剤選択に役立てられる可能性がある。もちろん、ゲノムデータの集積により、病気の診断や治療に新たな展開が得られる可能性もあるだろう。当然のことであるが、この計画に対するさまざまな懸念や反発を示す意見もある。したがって、この計画の実行の是非や具体的内容について、2021年秋から、英国では公開シンポジウムなどが繰り返し開催されている。

このような大規模にゲノムをスクリーニングして解析する計画について、読者はどのような感想をお持ちになるだろうか。

この章で取り上げたPGT、NIPT、新生児ゲノムプログラムのいずれも、全ゲノムを短時間で検査することを可能とした次世代シークエンサーを用いることが大前提となっている。現実に技術の進歩、機器の開発がゲノム医学を進化・推進させているのだ。新たな手法や技術などのイノベーションが、これまでには考えつかなかったプログラムを考慮させるのだ。しかし、ゲノムに対する人々の知識や理解は、その現実にはたして追いついているのだろうか。置いてきぼりになってしまった焦燥感が、多くの人に共有されているのではないか。ゲノム医学に対するさまざまな反発や議論の多くは、ことによると十分な知識と理解がないことに起因するのではないだろうか。

＊1　Zegers-Hochschild F et al., The International Glossary on Infertility and Fertility Care, *Human Reproduction*, 32(9): 1786-1801, 2017.

＊2　Handyside AH et al., Pregnancies from biopsied human preimplantation embryos sexed by Y-specific DNA amplification, *Nature*, 344(6268): 768-770, 1990.

＊3　Konishi CT et al., Progress and challenges in CRISPR-mediated therapeutic genome editing for monogenic diseases, *The Journal of Biomedical Research*, 35(2): 148-162, 2021.

＊4　Harper JC et al., The ESHRE PGD Consortium: 10 years of data collection, *Human Reproduction Update*, 18(3): 234-247, 2012.

＊5　https://www2.cstorage.jp/public/tTtoAADj6IbA9lYBC0x542GCsTxqUjvuiOtIIMqHab07

＊6　Sato T et al., Preimplantation genetic testing for aneuploidy: a comparison of live birth rates in patients with recurrent pregnancy loss due to embryonic aneuploidy or recurrent implantation failure, *Human Reproduction*, 34(12): 2340-2348, 2019.

＊7　Franasiak JM et al., The nature of aneuploidy with increasing age of the female partner: a review of 15,169 consecutive trophectoderm biopsies evaluated with comprehensive chromosomal screening, *Fertility and Sterility*, 101(3): 656-663, 2014.

＊8　https://www.mhlw.go.jp/content/11908000/000754902.pdf

＊9　https://www.genomicsengland.co.uk/initiatives/newborns

7 「生命倫理」という弁解、あるいは虚構・幻想

新技術の登場のたびに問われる生命倫理

本書で、私は「ヒト胚のゲノム編集」を最初に取り上げた。ヒト胚について、ゲノム編集を行うためには、まず体外受精を行うことが前提となる。そして、配偶子提供、特に提供卵子を用いる治療も、子宮移植も、どれもこれも、そもそも体外受精が前提となる。

体外受精により初めて妊娠して出生に至ったケースであるルイーズ・ブラウンさんが誕生したのは、１９７８年のことである。したがってすでに40年以上が経過し、もはや体外受精は、「歴史」の一部と言うこともできるかもしれない。それでも、たった40年前のことであると思う方もいるだろう。ただ、今日では、体外受精は、当たり前の方法、不妊症に悩むカップルが選択することのできる標準的治療のひとつとして世界中で行われていること、これは間違いない事実である。

ところが、ヒトに対して体外受精を応用することについては、当初、世界中でさまざまな立場から批判が噴出した。体外受精の基本的な技術は、畜産の世界で用いられており、「ヒトの生殖」の世界にいわば技術移転したにすぎない。しかし、ヒトの卵子、精子、胚を操作する行為は特別なことで、「神の領域を侵す行為である」、「倫理的に許容できる範囲を超えている」、「人工的に人間を作る行為だ」などの批判を、当時浴びたのである。ルイーズ・ブラウンの誕生を実現したことにより、2010年にノーベル生理学医学賞に輝いたロバート・エドワーズ（Robert Edwards）博士は、自身の著書で、彼らが浴びた非難、批判や研究費獲得が困難になったその頃の状況を詳細に振り返っている。[*1] もっとも、「新たに出現したばかりの、まだ正確に理解できない方法」に対する漠然とした不安感や不信が、このような批判の背景にあったことは間違いないであろう。

「生命倫理（Bioethics）」という言葉は、ちょうどこの頃、1970年代からしばしば使われるようになった。なぜなら、心臓移植（1967年）など臓器移植、避妊用ピルの普及（1960年代）など、誰にでもその効果や影響が想像可能な、そして、意見の分かれる医療が新たに出現したからである。もちろん、「生命倫理」の直接の出自は、第二次世界大戦中のナチスなどによる非人道的人体実験についての真相解明と反省に基づく部分が大きい。

しかし、新しく出現した医療や生命科学の抱える課題については、さまざまな宗教的、哲学的、文化的背景から、それぞれの信仰や信念に基づく、多くの課題への対応のための理論と規範形成が必要になるはずである。そして、生と死は、いずれにせよ、その中心的位置を占める。当然のことながら、体外受精は重要な対象となるもののひとつだ。だから、不安感や不信の克服のための理論と規範形成がどうしても必要だった。

この不安感や不信を解消するための英国政府の対応は速かった。保健省などの主導で、IVFのもたらす倫理的・社会的課題を検討する目的で、それまでさまざまな実績と経験のある哲学者のマリー・ウォーノック（Mary Warnock）教授を中心とする、いわゆるウォーノック委員会が1982年に構成された。最近出版されたウォーノック教授の伝記[*2]によれば、保健省から教授に対して委員会の委員長を依頼する電話があった時、本人は引き受けることをためらったという。しかし、当初から、他の候補者はあり得なかったのだ。ウォーノック委員会は、さまざまな立場の関係者などから推薦された委員から構成されたが、委員長自身が、あるメンバーについてその委員就任を拒否したという。つまり、彼女にはそれだけの大きな権限を与えられた上での委員長就任であった。委員会は400もの関連団体や個人からの聞き取り調査などを行った。その中には、際限なく続く議論の行われた課題（たとえば提供精子による人工授精や代理懐胎について）もあったとされるものの、彼女たちは審議を精力的に進めた。提供精子を用いる人工授精および代理懐胎と並び、最後まで問題となったのは、ヒト胚研究をどこまで認めるかであった。しかし、当時の体外受精の成功率がけっして満足いくものではなかったという事情もあり、研究の必要性を支持する意見が多数となり、最終的に受精後14日までの胚研究を認めることとなった。

新技術のための法律を作るイギリス

英国においては、１９８４年のこのウオーノック委員会報告書を基本として、１９８５年に代理懐胎規制法（Surrogacy Arrangements Act）が成立し、商業的代理懐胎を禁じた。そして、難航したものの、１９９０年にヒト受精胎生学法（Human Fertilisation and Embryology Act：以下ＨＦＥ法）が成立した。ウオーノック教授は、その時上院議員になっていた。ＨＦＥ法および、ＨＦＥ法に基づいて生殖医療と胚研究の管理機関として作られたＨＦＥＡにより、ＩＶＦなどの生殖医療および胚研究の双方が、実定法による規制管理下で英国で施行可能となったのである。

〔2020年2月27日　ロンドン〕

私は、移転したばかりの英国医師会館のロビーのソファに座っていた。建物の外構はまだ完成しておらず、ガラスにはテープが貼ってあり、入口のドアも使用できないので、わきにある通用口から入った。古い知り合いのピーター・ブロウド（Peter Braude）教授は、KCL（King's College London）の産婦人科教授を引退して、本日は、2階のホールで行われている講演会で講演をしているはずであった。講演を終え、彼は階段を下りてきた。ともに会議室に移動し、椅子に腰かけると、ピーターはこのように話し始めた。

ピーター「私が思うに、HFE法については、どのようにして法律を作ったかのプロセスがとても大切なのです。1981年にマーティン・ジョンソン（Martin Johnson）（筆者注：ケンブリッジ大学生殖医学名誉教授）と私は研究費をMRC（筆者注：Medical Research Council という、英国における医学研究費分配機構）からもらい、ヒトの卵子を手術患者から得て、ヒト卵子の受精研究をしていました。当時、英国産婦人科学会と保健省はＶＬＡ（Voluntary Licensing Authority）という組織を作り、いわば倫理委員会的なことをしていたのですが、彼らは私たちの研究の重要性を理解しませんでした。ただし、その組織は、私たちの研究を止めることもできません。法律はありませんから。それでも、さまざまな論争ののちにウオーノック委員会が報告書を議会に提出したところ、イノック・パウエル（Enoch Powell）議員（筆者注：北アイルランド選出の下院右派カトリック議員）らは、治療以外でヒト卵子を受精させることはすべて禁止すべきだと主張するなど、ヒト胚研究は、ふたたび国会で大論争となったのです。その後、結局のところ胚研究を公式に認めるＨＦＥ法が成立したのは１９９０年で、考えてみればここまで、おおよそ10年かかったわけです。その結果、アラン・ハンディサイド（筆者注：前章で紹介した世界で初めて着床前診断を行ったハマースミス病院のリーダー）のグループのＰＧＤ（着床前診断）も実現しました。それでも、カトリック教会は『ＰＧＤは着床前人工妊娠中絶だ』と言って、その後も非難し続けましたが」

ヒト胚研究のパイオニアのひとりであり、生殖医療や胚研究に関連する倫理的課題について、継続的に発言・発信してきたブロウド教授は、私のそれまでの早とちりを訂正してくれた。つまり、「ウオーノック委員会報告書を基本として、HFE法ができた」と私はこれまであちこちに書いてしまったのであるが、この間のことはそれほど簡単なことではない。さまざまな関係者による繰り返しの働きかけと駆け引きが、ウオーノック委員会の報告書の提出後もメディアや議会で長期間にわたって行われたというのが事実だ。

1980年代のこの時期、体外受精に関連して法整備を推進したのは、英国ばかりではない。少なくとも多くのヨーロッパ諸国で、新法の制定やさまざまな法改正による規制が検討され、実際に法制定に至った国が多い。中でもオーストリア、ノルウェーなどと並んで、もっとも制限的な規制へ向かった国のひとつが、ドイツであった。

厳格な制限を課すドイツ

〔2019年1月29日　ハンブルグ〕

ドイツではウオーノック委員会と類似した性格を有するベンダ（Benda）委員会が組織

され、同様に体外受精と胚研究についての検討が行われた。ドイツ政府は、ベンダ委員会の報告書に対応して、1990年に「胚保護法」を制定した。この法律自体は、体外受精を禁止していないものの、胚操作について刑事罰によって禁止し、その結果、奇妙なことに体外受精は行ってもよいが、胚凍結や顕微授精はできない（もちろん胚生検を伴うPGDはできない）ということになった。また、受精を確実に確認できない段階での凍結はできるはずだという解釈に基づいて、当時は卵子と精子を媒精（培養液の中で混合する）した翌日の発生段階である2前核胚を凍結することが試みられた。

このきわめて厳格な胚保護法が制定された背景として、第二次世界大戦中にナチスの行ったさまざまな優生学的政策や不当な医学研究などに対する反省から、ドイツにおいては、胚操作について制限的な法制定が行われたという意見が表明される場合がしばしばある。しかし、他方で、ドイツにおいても、カトリック教会の力が強いことが、厳格な法制定について、むしろより大きい要素だと述べる臨床家もいる。もっとも、この厳しい制限が行われたがために、治療上必要不可欠な方法を求める（そして海外渡航を余儀なくされる）患者らにより、その後、繰り返し訴訟が起こされた。その結果、ドイツにおける生殖医療を取り巻く状況は、最近になって大きく変わりつつある。ドイツで長い間生殖医療に取り組んできたマルクス・クプカ（Markus Kupka）教授はこのように話す。

ドイツは法の解釈を変える

マルクス「6年前までは、胚凍結も、胚盤胞までの長期培養もPGDも、いずれもやっていませんでした。当時、長期培養は胚操作に含まれるとして、法律家が反対していました。明示的に禁止されているわけではない提供胚による治療も、最近行われるようになり、この2年間で200人は生まれています。法律に書いてなければ、つまり法律で禁止していなければ、これらはできるのです。法の空白を用いることができます。ベルリンでPGDを行った施設があり、医師が『法に抵触するなら逮捕して罰せよ』と名乗り出たのです。しかし、最終的に最高裁まで行って、PGDを行っても罰せられないことが明確になりました。実際、胚保護法はPGDについて何も書いていない。長期培養やPGSも同じことです」

つまり、「胚保護法」そのものが大きく変わったのではなく、最近の大きな変化は、ほとんどはその解釈が変わったことによるというのである。実際、２０２１年現在、ドイツでは、ここに挙げたような通常の治療は、すべて国内で行うことができるようになっているのが現実だ。私はかなり困惑した。

ブツェリウス・ロースクール（Bucerius Law School）のヘルマン・プンデル（Hermann Pünder）教授の部屋で、私はこう尋ねた。

「胚保護法の解釈が変わったというのはどういう意味なのでしょうか？」

ヘルマン「ドイツの憲法は、人間に対して基本的人権等の不可侵を厳格に定めています。しかし、その権利が受精胚にも適応されるのかという点について、憲法のレベルでは明確な規定はありません。では、人間はいつから始まるのかという議論に対しては、出生と同時に生じるという合意があります。憲法に加えて、行政が策定する法律があります。法律が憲法に沿ったものであるかどうか、人々は判断を仰ぐことができます。憲法の範囲内での法律でありますが、憲法は大きな枠組みを定めているだけなので、法律については、その判断の余地が生じてしまうことになります」

法律の専門家にお話をうかがうと、それはそうだろうなとは思えるこのような回答が戻ってきたが、どうもしっくりとしないのではないか。

〔2019年9月4日　マンハイム〕

一方、これまで胚保護法の改正に向けた活動をしてきた法学者のヨッヘン・タウピッツ（Jochen Taupitz）教授はこのように語った。

ヨッヘン「生殖補助医療は目覚ましく発展してきました。その結果、治療内容も大きく変化しているにもかかわらず、胚保護法は、制定以来30年間でただ一度、小改正されたにすぎません。これだけ長期間、法律の改正がなされなかった理由のひとつに、生殖補助医療が潜在的に持つ倫理的問題に対して、政治的に議論されることが故意に避けられてきたことがあります。議論すること自体を、政治家たちが望まないということです」

つまり、胚保護法の改正が本来必要なのであるが、「倫理的問題」についての議論は政治的になってしまう、よって、なかなか実現が困難であるために、解釈で対応しているという実態がある、と言うのだ。ドイツの胚保護法をめぐる課題は、単に宗教的・倫理的課題というよりも、むしろ、政治的課題であるという要因がありそうだ。そして、ドイツにおいて、ヒト胚研究は現在も、胚保護法に基づき、基本的に禁止のままである。また、この後述べるヒト胚を壊す必要のあるES細胞（受精卵にある、将来全身のどの組織にも分化し得る細胞）の樹立はできないままだ。ところが、輸入されたES細胞を用いる研究は、ドイツでも許容されて行われている。ES細胞は、もはやヒト胚ではないからという「解釈」である。

ヒト胚研究の重要性と必要性がきわめて高いことは間違いない。

最近の報告[*3]によると、ドイツと同様にヒト胚研究を法律により明確に禁止している国は、主要国の中では、イタリア、オーストリア、ロシア、トルコの4か国が知られている。また、英国の事例で述べたように、ヒト胚研究を受精後14日までの胚に限定することを法律で規定しているのは、カナダ、アイスランド、スウェーデン、デンマーク、オランダ、英国、スペイン、スロベニア、韓国、オーストラリア、ニュージーランドの11か国である[*4]（ただし、スイスは7日までに限定）。

嫌われるクローン技術と受け入れられるES細胞

わが国では、直接的に胚研究を規制する法律は、いわゆる「クローン規制法」（ヒトに関するクローン技術等の規制に関する法律）など一部にとどまる。しかし、これに加えて刑罰を伴わない省庁倫理指針などで、ヒト胚研究は規制されている。また、ヒト胚研究を許容する14日までの規制も省庁倫理指針による。

日本でも、「ヒト胚の地位」についての生命倫理の議論がまったく行われてこなかったということではない。しかし、その議論は、ヨーロッパ諸国における宗教的・倫理的側面からの激しい論争のスタートとは、まったく異なる文脈から始まったともいえる。それは、今から振り返れば結果論と言われてしまうが、きわめて単純に言うと、突然に喫緊の案件となった「ヒトクローン胚作成」の法的規制と、逆に推進すべき「ヒト胚性幹細胞（ES細胞）樹立」など胚研究について、その整合性を図るために、大急ぎで理論構築と環境整備をするためであったように私には思える。

まず簡単に「クローン技術」と「ES細胞」について説明しよう。

クローンとは、まったく同一のゲノムを持つ個体のことで、一番身近な例では、一卵性双生児を挙げることができる。しかし、一般に大きな話題となったのは、1996年にスコットランドでクローン羊のドリーが誕生した時である。この時使用された技術は、体細胞（ドリーの場合、乳腺の細胞だった）の核を、あらかじめ除核した卵子に移植して、体細胞の由来する羊から見れば、同一ゲノムを持つクローンの誕生に至った。クローン動物は、その後、マウスなど実験動物、豚、犬などさまざまな動物で報告された一方、2004年に韓国の黄禹錫《ファンウソク》が、ヒトクローン胚を作成しES細胞を樹立したと報告したが、これが捏造であることが判明し、事件となった経緯がある。なお、今日まで核移植によるクローン人間の出生は少なくとも公表されていないが、サルでは2018年にクローン動物の出生例が報告されている。

このクローン技術は、ドリー誕生の時点で、ヒトクローン個体が実際に生まれることへの大きな不安と危惧を世界中で想起させることになった。各国政府や国際機関、学会などは、この発表に反応し素早く対応を開始した。たとえば、国連教育科学文化機関（ユネスコ）は1997年の第29回総会において「ヒトゲノムと人権に関する世界宣言」（翻訳は文部科学省ホームページにある）[*5]を採択し、ヒトクローン個体作成について明確に反対した。

日本政府も、1998年に科学技術会議のクローン小委員会が「クローン技術による人個体の産生等に関する基本的考え方」をまとめ、前述の「クローン規制法」を2000年に成立させ、ヒトクローン胚などの移植を10年以下の懲役または1000万円以下の罰金という重い罰則で禁じた。そして、2001年の「特定胚の取扱いに関する指針」（以下、「特定胚指針」）による具体的な規制を実行した。なお、この特定胚指針における規制範囲は、法の規制する範囲よりも広く、ヒトクローン胚の移植にとどまらず、ヒトクローン胚の作成自体も禁止している。

クローン人間が生まれることへの恐怖が、ある意味で煽《あお》られている、まさにこの頃の1998年に、米国のジェームス・トムソン（James A Thomson）らにより、受精後5～6日のヒト胚盤胞の中に形成される内細胞塊と呼ばれる部位を培養することで、あらゆる細胞・組織に分化し得る能力を持つES細胞を樹立できることが報告された。[*6] ES細胞の樹立については、特にキリスト教国などで、このような作成手法、すなわちヒト胚を滅失してES細胞を樹立することについて、教会など宗教界を中心とする反発がきわめて強い中、わが国ではそれほど強い反発や反対はなかった。

2000年に科学技術会議ヒト胚研究小委員会は「ヒト胚性幹細胞を中心としたヒト胚研究に関する基本的考え方」をまとめ、わが国におけるES細胞の樹立と使用をコントロールする目的で、2001年には「ヒトES細胞の樹立及び使用に関する指針」（以下、「ES指針」）が出された。この指針に基づいて、わが国においてもES細胞研究のスタートが切られたのである。

「ヒト胚」は「人間」か

さて、話は「胚の地位」に戻るが、2004年7月23日付で「ヒト胚の取扱いに関する基本的考え方[*7]」（以下、「基本的考え方」）という文書が総合科学技術会議から発出された。総合科学技術会議というのは、1959年に総理府に設置された科学技術会議を改組して、2001年1月に、「内閣総理大臣及び内閣を補佐する『知恵の場』として、我が国全体の科学技術を俯瞰《ふかん》し、各省より一段高い立場から、総合的・基本的な科学技術政策の企画立案及び総合調整を行うことを目的」として、内閣府に設置されたものである。そもそも2000年の「クローン規制法」の附則第2条に、「政府は、この法律の施行後三年以内に、ヒト受精胚の人の生命の萌芽《ほうが》としての取扱いの在り方に関する総合科学技術会議等における検討の結果を踏まえ、この法律の施行の状況、クローン技術等を取り巻く状況の変化等を勘案し、この法律の規定に検討を加え、その結果に基づいて必要な措置を講ずるものとする」と記載されたため、この「基本的考え方」の公表はもとより既定方針であったともいえる。

しかし、重要なことは、この文書の中に記載されているように、「クローン規制法」に基づく「特定胚指針」のように、きわめて厳しく制限されているヒト胚研究について、ヒト胚を用いるES細胞の樹立をどのように位置づけるかであった。ヒト胚についての「人の生命の萌芽」、また、一般的にしばしば用いられる「人の尊厳」という価値観と、どのように調整し妥協点を見出《みいだ》すかということがふたたびポイントとなったのである。その結果、「基本的考え方」では「その目的如何《いかん》にかかわらず、ヒト受精胚を損なう取扱いが認められないことを原則とする」としながら、原則の例外として「人の健康と福祉に関する幸福追求の要請に応えるためのヒト受精胚の取扱いについては、一定の条件を満たす場合には、たとえ、ヒト受精胚を損なう取扱いであるとしても、例外的に認めざるを得ない」としたのである。そして、その条件として、「生殖補助医療研究目的」と「先天性の難病に関する研究目的」と「ヒトES細胞の樹立」を明示した。実際、「ES指針」に基づいて、ヒトES細胞樹立は、わが国においても京都大学および（阿久津さんの率いる）国立成育医療研究センター研究所のグループにおいて実現した。今日までES細胞研究の発展は著しく、ES細胞由来の分化させた細胞による臨床応用もすでに始まっている。つまり、きわめて慎重な手続きに基づくＥＳ細胞研究の推進という判断は、今日まで十分に機能してきたといえる。

ところが、お気づきのように、ここまで出てきた指針などにおける「ヒト胚の地位」についての重要なキーワードは、「人の生命の萌芽」と「人の尊厳」という、どちらもなかなかその意味が共通認識として広く共有されているとは言い難い特別な用語なのである。「ヒト胚」は「人」でもなければ「モノ」でもないから、「人の生命の萌芽」としたのだろうか。「人の尊厳」とは、そもそも何なのだろうか。「個人の尊厳」はもちろんイメージできるが、一般化した「人の尊厳」というと、読者は想像できるだろうか。また、そもそも「原則の例外」という〝奥の手〟で結論を逆転させることでよいのだろうか。

もし、「ヒト胚の地位」について、客観的に共通認識できる可能性があるのだとすれば、このような人それぞれの価値観により大きく異なる受け止め方、解釈のしかたのされる用語や、アクロバティックな理論に落とし込むのは好ましくない。そして、「生命倫理」に配慮しているぞという「文書」を示すことではなく、むしろ、より具体的な法律やガイドラインによる制限や規制などの実務や運用に徹する記載が重要なのではないか。たとえば、文部科学省のホームページにある「ヒト胚の取扱いに係る生命倫理面での主要先進国の取組み状況[*8]」という表題のつけられた各国の状況を比較した大きな表を見てみよう。この表の内容は、その表題にもかかわらず、いわゆる「生命倫理」についての各国の考え方の違いを比較しているものではない。表は、各国のさまざまな規制の実態を比較しているにすぎないことがわかる。

つまり、そもそも「生命倫理」という用語が用いられる時、実際には、法律やガイドラインによる規制という明確な公開掲示板がある時に、その掲示板の裏面にあるいいわけや弁解を指しているということもできるのではないか。

ただし、「ヒト胚の地位」についての、わが国において実行されてきたこのアプローチは、結果的には相当程度、妥当なものであったということもできると私は思う。

たとえば英国議会の議論やメディア世論の最終的結論は、どうだったか。いくら議論しても果てしなく続く、「ヒト胚の地位」や「いつから人間なのか」などを、最終的に棚上げすることになった。そして、受精後14日までの胚研究を認めることとしたのである。つまり、法律やガイドラインによる実効性のある制限や規制により、人類の幸福につながる研究を行う余地を一定程度確保したといえるのである。

生命倫理とは

学生相手に「生命倫理」の講義も大学で行ってきた立場からこのようなことを書くのは、とても気が引ける部分があるのだが、生と死をめぐるさまざまな意見や見解を戦わせる時、「生命倫理」という言葉が、切り札であるスペードのエースや免罪符のように使用されることがわが国でもある。これに、私はしばしば違和感を持ってきた。なぜなら、「生命倫理」についての、わが国における位置付けは、欧米諸国のような宗教的、哲学的な背景の裏付けを伴った（人間を超越する「何か」を想定した上での価値観や理論体系の中における）用いられ方ではないように思えるからである。

もともとの Bioethics（生命倫理）という言葉は、ウィスコンシン大学マディソン校にいたポッター（Van Rensselaer Potter）という人が、初めて１９７０年に論文に用いたそうだが、東京大学の小松美彦《よしひこ》教授は、わが国では１９８０年代半ばに「ライフサイエンスを〝制御する〟ＴＡ（筆者注：小松によれば、テクノロジー・アセスメントの略で『科学技術の導入を経済投資の意義や安全性の観点から事前に総合評価する』）はもはや失効していた。そこで導入されたのが、同じく米国産のバイオエシックス（生命倫理）にほかなるまい」[*9]と書く。もちろん、同時期に「生命倫理」に関して発言する宗教者や哲学者もいたが、彼ら彼女らの意見がその後の大きな潮流となったり、著しく影響力のある役割を演じたりしたとは思えないのだ。小松さんによる「ライフサイエンスの制御」という記述は、まさに適切な表現であったと思う。

そして、もし非宗教的・非哲学的な立場で見るならば、「生命倫理」という言葉は、行われている重要な議論を、法やガイドラインの議論へトランスファーする際の、一種の「弁解のためのツール」として、わが国では使われ機能してきたのではないかと私は思うに至った。小松さんは、同じ論文で、その後のわが国における経緯を見て、「そこ（筆者注：政府省庁や国会議員などの組織）では生命倫理の思想部分は脱色され、法やガイドラインの整備や『自己決定権』による個人選択が主流」になったと述べている。私はより積極的に、「生命倫理」というワードが、場面転換や議論転換のための舞台装置に塗り替えられた印象を受ける。

しかし、私は、このことを必ずしも悪いことばかりとは思わない。また、「生命倫理」を、けっして「虚構や幻想」として簡単に排除するものでもないし、わが国でどのようなツールとして評価していくべきなのか、今後も考え続けることにしたい。

＊1　Edwards R & Steptoe P, *A Matter of Life: The Story of a Medical Breakthrough*, Hutchinson, 1980.
＊2　Graham P, *Mary Warnock: Ethics, Education and Public Policy in Post-War Britain*, Open Book Publishers, 2021.
＊3　Matthews KR et al., National human embryo and embryoid research policies: a survey of 22 top research-intensive countries, *Regenerative medicine*, 15(7): 1905-1917, 2020.
＊4　Hyun I et al., Embryology policy: Revisit the 14-day rule, *Nature*, 533(7602): 169-171, 2016.
＊5　https://www.mext.go.jp/unesco/009/1386506.htm
＊6　Thomson JA et al., Embryonic stem cell lines derived from human blastocysts, *Science*, 282(5391): 1145-1147, 1998.
＊7　https://www8.cao.go.jp/cstp/tyousakai/life/haihu39/siryo5-1-1.pdf
＊8　https://www.lifescience.mext.go.jp/download/hito_es/kisei-zyokyo.pdf
＊9　香川知晶、小松美彦編『生命倫理の源流―戦後日本社会とバイオエシックス』岩波書店、２０１４年

8　約束のかたち

ヒト胚ゲノム編集のパイオニアに聞く

〔２０１９年5月20日　ロンドン〕

フランシス・クリック研究所（Francis Crick Institute）は、ジェームス・ワトソン博士とともに、分子生物学の基礎となるＤＮＡの二重らせん構造を発見しノーベル賞を授与されたフランシス・クリック博士の名前を冠して、２０１６年に新たに開設された研究施設である。名前からして、ゲノム研究の聖地にふさわしい施設ではないか。ヨーロッパ大陸への鉄路（英仏海峡トンネル）の出発駅となるロンドンのセント・パンクラス駅のすぐ西側にあるこの巨大研究所には、世界中から生命科学領域の優秀な研究者が集結している。いわば、東京駅前にある巨大研究所というイメージだ。

阿久津さんと私は、世界で初めてヒトの受精胚にゲノム編集を用いる研究を開始したキャシー・ナイアカン（Kathy Niakan）博士とロビン・ロベルバッジ（Robin Lovell-Badge）博士に、カフェテリアでコーヒーを飲みながら、この研究を始めた頃の話を聞いている。おふたりとも阿久津さんのお知り合いだ。

キャシー「1月26日にHFEAからライセンス許可の知らせをもらいました。前年の9月25日に申請しましたが、その後2回のピアレビューがありました。申請前に、研究計画はケンブリッジ中央倫理審査委員会（筆者注：英国をはじめ多くの国で地域倫理委員会があり、さまざまな審査が行われる）と施設IRB（研究倫理審査委員会）での審査を受けましたが、非公式には1年以上前からHFEAにも事前相談でアプローチしていましたから、実際には、承認まで、とても長い時間がかかっています」

ロビン「2008年にHFE法が変わりましたが、いずれにせよヒト胚に対するゲノム編集を用いる研究計画のライセンス申請は、まったく初めてのことでしたから、HFEAは慎重になっていました」

私「He事件（プロローグ参照）はどのように受け止められましたか」

ロビン「He事件には、メディアの注目が集まってしまいましたからね。かねて、いろいろな噂《うわさ》は聞いていましたが、私もゲノム編集を受けた子がすでに生まれていたことについては、ニュースで初めて聞いてショックを受けました。でもこれは、英国では起こり得ない事件ですから」

わが国では、この本でも紹介したように、ゲノム編集技術の出現を受けて、倫理指針の制定などを急いだが、英国ではなぜ「He事件」が「起こり得ない事件」なのだろうか。

英国は、前にも述べたように１９９０年のＨＦＥ法制定により、一定の範囲で胚研究を認めた。一言で言ってしまえば、法律により胚研究のできる範囲を定めるとともに、研究を確実に継続的に管理する方法、すなわちＨＦＥＡという専門の独立管理組織を設立し、研究申請を受けて審議をし、ライセンスを交付し定期的に査察するという体制を確立したのであった。研究ばかりでなく、体外受精などの臨床についても、各クリニックは、施行する治療について申請を行い、審査を受けてライセンスの交付を受ける。たとえばニューカッスル大学では、生殖医療と胚研究の両方のライセンスを取得しており、それらの書類を見せてくれた。ヒト胚研究には当然ヒト胚が必要であり、ヒト胚が体外で作成される場所は、生殖医療のクリニックなのであるから、少し考えてみれば、その合理性がわかる。

つまり、英国では、ゲノム編集であろうと何であろうと、ヒト胚を対象とする研究については、法律に基づいてすでに定まっている方法に従って申請をする義務があるだけだし、キャシーが語ったように、以前から定まっている査察や審査が行われるにすぎないのである。要は、ゲノム編集という新たな技術が出現した時に、仕組みとしては、新しく対応することは何もない。そのため、He事件のようなことは、英国では起こり得ないというのである。

ここで、HFEAのことを少し話しておこう。

〔2000年12月19日　ロンドン〕

「もしもし、HFEAですか。私は日本から英国の生殖医療について調査に来た産婦人科医の石原と申しますが、特に事前のお約束はしてないのですけれども、そちらへおうかがいしてどなたかに、英国の事情についてお話をうかがうことができますでしょうか?」

「いや、今日はたまたま委員会の日なのでちょっと難しいですが、明日誰かが対応できるようにしておきます。それでよろしいですか?」

ロンドンの地下鉄ラッセルスクエア駅近く、タビストック広場の角にあった電話ボックスの公衆電話から、20ペンス硬貨を次々に入れながらかけたこの電話。私が出口さんと調査を始めたまだ初期であった。海外で使える携帯電話もまだ持っておらず、すべてのメールは、ホテルの部屋の電話機のケーブルを抜いてモデムにつなぎ、ダイアルアップ接続でつないでいた2000年、私のHFEA通いはこのようにして始まった。この時は、今思えばまったく図々《ずうずう》しいことに、アポなし突撃電話をかけてしまったのだが、たまたま電話に出たのが当時の事務総長本人だったことは、翌日に判明した。会議直前でバタバタして、なんと秘書が出られず、私の電話に直接出てしまったのであった。

私は、その後も、ほぼ毎年のようにロンドンを訪れ、年に一度くらいはHFEAを訪問し、歴代の事務総長に会って直接お話をうかがってきた。その間、HFEAの所在地は、2回変更となっている。

2022年7月現在、HFEAの事務総長を務めるのは、ピーター・トンプソン（Peter Thompson）氏であるが、最後に直接お会いしたのは、もうだいぶ前のことになってしまった。これはコロナ禍のためである。その時の話題はゲノム編集だった。

〔2020年2月26日　ロンドン〕

ピーター「私がお会いしたこの分野の人々は、口をそろえてCRISPR/Cas9によるゲノム編集は画期的だ、大きなブレークスルーだと言います。それなのにHFEAへのゲノム編集技術を用いる研究申請はいまだに1件のみです。つまり、(CRISPR/Cas9によるゲノム編集技術を用いる)キャシーたちの仕事がどうなるか、人々が興味を持って待っているのだと思います。メディアの人々は、多くの研究者がゲノム編集技術によりヒト胚研究に参入するのではないかと思っていました。しかし、実際には、それはありませんでした。ことによると、十分な研究用の胚を入手することが困難なことも、その理由のひとつかもしれませんが。

法律により、すべての英国の不妊治療クリニックや胚研究を行う施設は、HFEAからのライセンスを取得する必要があります。提供するサービスの質に応じて、最大4年間のライセンスを発行します。クリニックはHFE法および定期的に更新される行動規範（Code of Practice）に照らして評価されます。どこの施設も、少なくとも2年に一度は検査されます。つまり、中間検査と4年ごとの更新検査になります。これらの検査では、HFEAに雇用された検査官のチームにより実地訪問調査が実施され、レポートが提出されます。そして、それぞれのライセンスを継続するかどうか、取り消すかどうかなどの決定は、HFEAライセンス委員会で行われます。検査報告書とすべての決定は、Webサイトに公開されています」

英国で、ヒト胚にゲノム編集技術を用いてゲノムに変更を加える研究が、申請により理論的に可能となったのは、正確には2008年に行われたHFE法の大幅改正による（もちろんゲノム編集技術が当時はなかったので、その頃には申請はないが）。先に触れたミトコンドリア病治療のために、ミトコンドリア置換を行うことを可能にする法改正（2015年）よりも前に、研究では胚に遺伝学的変更を加えることを、可能としていたのである。

2008年のHFE法改正に関しては、第三者の関与する生殖医療について、大きな変更があったため、こちらの方で注目される場合が多い。たとえば、死亡した夫が生前に提供した精子により生まれた子どもについて、生前同意を条件に夫を父とできるようになったこと、同性カップルなどに提供配偶子を用いる治療を認めたこと、などが話題となった。しかし、胚研究についての大きな変更も、この法改正には含まれていた。それは、まず胚と配偶子そのものについて、法律で明確に定義し直したことである。受精あるいは他の方法により胚になり得る過程の卵子を胚としての取り扱いに含め、生殖細胞から成熟・分化過程にある細胞をも配偶子としての取り扱いに含めたのである。また、「admix 胚」という概念を新規に作成した。これはわが国の特定胚指針で定義された、ヒト性融合胚、ヒト動物交雑胚、動物性融合胚、ヒト性集合胚を指すのだが、いずれもヒトと他の動物の成分双方を含む胚のことである。これら「admix 胚」の作成と保存について、ライセンスを必要とすることを明確にした。そして、子宮に移植できる胚を「permitted 胚」と規定して、「admix 胚」などの移植を法律で禁止したのである。さまざまな胚の作成と、子宮への移植を区分けして、法律で明確に定めたことになる。

つまり、英国では、ヒト胚研究について、さまざまな委員会で十分な時間をかけて議論され、パブリックコメントや公開討論を開催して国民の意見を聴取した。さらに国会で議論した上で、「法律」というかたちで規制する選択をしたのだ。そして、法律に基づいて、各施設の管理を専門機構であるHFEAが当初から一括して行ってきたのである。

しかし、臨床も科学研究も何もかも法律で規制してコントロールするというこの英国のやり方は、はたしてベストな方法なのだろうかと思う読者もいるかもしれない。わが国においても導入すべき最善の方法なのだろうか。

体外受精など生殖医療についても、英国では、すべてがHFEAの管理の下に行われる。HFE法に基づきHFEAがすべてを管理するということで、申請から定期的査察に至るまで、ヒト胚研究の場合とまったく同じということができる。しかし、英国では、NHSによる国民皆保険である（正確には保険料ではなく税金で負担され、医療費は基本的には無料である）にもかかわらず、NHSで体外受精などを利用するためには制限がいろいろとあり、さらに自分の順番が回ってくるまでの待機時間が長いという問題がしばしば指摘されてきた。地域差があるのだが、年齢制限ばかりでなく、地域によっては、女性の体重制限まである。

では、もうひとつの具体的な事例として、高福祉の国のひとつであるスウェーデンの実情も見てみよう。

生殖医療も無料のスウェーデンの場合

〔2019年9月5日　ストックホルム〕

スウェーデン社会庁（Socialstyrelsen）のミナ・アバシ（Mina Abbasi）さんは、このように語り始めた。

ミナ「スウェーデンの政府統治機構は、国、県（county）、地方自治体（municipality）からなり、このシステムから国民はすべてのヘルスケアを受ける権利があります。医療システムは大部分が公設公営のため、税金により支払いがされますが、一部には私費のクリニックがあります。

私たちの最優先の仕事は、情報や知識を整理して国民を啓発し、法律や規制を立案することです。ガイドラインや推奨されることを記したものも作成します。それらを各県議会に提案します。2005年に同性カップルが、2013年に性別変更した方がART（生殖補助医療）について公費負担されるようになり、2016年に独身女性も公費負担となりました。しかし、この法律には制限がありました。でも2019年1月1日から、新しい法律が施行され、さまざまな制限が解消され、さらに提供胚の移植や、提供精子と提供卵子に由来する胚移植も公費で可能になったのです。

公費で治療を受けるためには、カップルでも独身女性でも治療前に妊孕性の審査を受ける義務があります。これに加えて『個別審査』と呼ばれる審査を受ける義務もあります。それは、心理学者やソーシャルワーカーにより、年齢、健康状態などに加え、精神疾患、薬物使用を含め子どもの成長過程における親として適しているかの能力を評価するのです。その人の住宅状況や経済状態、犯罪歴も精査します」

生殖医療に限らず、伝統的に多くの医療がほとんど無料で提供されているスウェーデンでは、その一方で、法律と規則により、治療内容や治療へのアクセスを含む医療提供のあり方について、緻密にコントロールされている。病歴や処方などの情報はすべて、各医療機関、薬局などからオンラインで収集されて、データベース化されている。国民は、もし自分の登録されたデータに誤りがある場合には、その訂正を請求することはできるが、個人データをデータベースから削除することは認められない。いわば、健康保険データは、国民の共有財産と考えられているのである。したがって、このような環境があることから、研究者は研究上の合理的な理由があれば、申請を行うことにより、匿名化された全国民の保健衛生データを利用することが可能である。実際、このような仕組みが各国にそれぞれあることにより、従来からスウェーデンなど北欧諸国からは、数多くの貴重な研究成果が発表されているのである。正確な保健衛生データを収集する以上は、それを有効に利用したエビデンスを創出し、よりよい医療や保健衛生の制度整備に向けるというきわめて妥当な考え方であろう。

しかし、もう一方では、ミナさんの説明のように、相当に費用対効果や合理性を指標とする、一言で言うならばかなり厳しい実地運用が実施されているということもできる。たとえば、生殖医療の利用は、地域により差異があるものの、一般的に英国よりも年齢や回数がさらに厳しく制限されている。

国民皆保険の日本の現実と課題

日本は英国やスウェーデンと同様に国民皆保険で、誰もが医療保険制度により病院や診療所で診療を受けることができる。しかし、英国やスウェーデンが基本的に国営医療というコンセプトで運営されていることを考えると、わが国の運用とは大きく異なるのは当たり前なのではということもできる。すなわち、英国やスウェーデンの医療は税金で運営されているのだが、わが国の医療は基本的には保険料（もちろん多額の税金も投入されているが）で運営するということが、基本コンセプトにはある。わが国でも実際には、薬価や医療費などすべてが、事実上の公定価格で動いており、医療政策ももちろん国の管理の下に選択されているのだが、少なくとも、社会保険制度全体としては、国民がお互いに助け合う相互扶助が基本理念となっている。

わが国の医療保険のうち、いわゆる社会保険の運用の基本は、雇用者と被雇用者が保険料掛け金を拠出して行うかたちとされている。もうひとつの医療保険である国民健康保険では、もともと社会保険と同様に、加入者が「保険料」を納付するといわれてきたわけだが、最近では多くの自治体で、これを国民健康保険税（国保税）とする選択がされている。総務省のホームページでは、これを「徴収上の便宜」としているが、実態を考えると、保険料自体について、そもそも税金という認識をする方が正しいのかもしれない。そして、現実に社会保険にも多額の税金が投入されている保険組合があることを考えれば、日本も（少なくとも支払い側の仕組みは）実質的には、英国やスウェーデンと同じ国営医療と思った方がいいような気がする。我々市民が信じている「保険」としての「理念」は、その実態とは大きく異なるということだ。

しかし、そうであるとすれば、多数の複雑な仕組みと多くの保険組合が並立共存して、全体として複雑怪奇な制度となっている日本の医療保険は、一体全体どうなっているのだろうということになる。どう考えても、ひとつの仕組み、ひとつのかたちに収束させるべきではないだろうか。そして、医療保険の支払いは税ではなく保険料であるという認識を多くの国民が持っている現状は、その結果、国民の税負担が見かけ上、実際よりも低く見えるしかけになっているわけである。わが国の医療費をめぐる現状は、実は医療保険制度によるほぼ完全な政策的コントロールの下にあるというべきである。たとえば、厚生労働

図8　医療分野についての国際比較（2017年）

	アメリカ	イギリス	ドイツ	フランス	スウェーデン	日本
人口千人当たり総病床数	2.8[※3]	2.5	8.0	6.0	2.2	13.1
人口千人当たり急性期医療病床数	2.4[※3]	2.1	6.0	3.1	2.0	7.8
人口千人当たり臨床医師数	2.6	2.8	4.3	3.2	4.1[※3]	2.4[※3]
病床百床当たり臨床医師数	93.5[※3]	110.8	53.1	52.8	176.0[※3]	18.5[※3]
人口千人当たり臨床看護職員数	11.7[#]	7.8	12.9	10.5[#]	10.9[※3]	11.3[※3]
病床百床当たり臨床看護職員数	419.9[※3#]	308.5	161.6	175.3[#]	466.1[※3]	86.5[※3]
平均在院日数	6.1[※3]	6.9	8.9	9.9[※3]	5.7	28.2
平均在院日数（急性期）	5.5[※3]	5.9	7.5	5.6[※3]	5.5	16.2
人口一人当たり外来診察回数	4.0[※2]	5.0[※1]	9.9	6.1[※3]	2.8	12.6[※3]
女性医師割合（%）	36.1	47.6	6.6	44.5	48.0[※3]	21.0[※3]
一人当たり医療費（米ドル）	10,207	3,943	5,848	4,931	5,264	4,630
総医療費の対GDP比（%）	17.1	9.6	11.2	11.3	11.0	10.9
OECD加盟諸国間での順位	1	13	4	3	5	6

（出所）「OECD Health Statistics 2019」「OECD.Stat」より作成。
注1：「※1」は2009年、「※2」は2011年、「※3」は2016年。
注2：「#」は実際に臨床にあたる職員に加え、研究機関等で勤務する職員を含む。
注3：一人当たり医療費（米ドル）については、購買力平価である。
注4：「病床百床当たり臨床医師数」は、臨床医師数を病床数で単純に割って100をかけた数値である。
注5：「病床百床当たり臨床看護職員数」は、臨床看護職員数（アメリカ、フランスは研究機関等で勤務する職員を含む）を病床数で単純に割って100をかけた数値である。

厚生労働省「医療保障制度に関する国際関係資料について」（Webサイト）より

省がまとめた表（図8）にあるように、英国やスウェーデンと比較すると、日本では、しばしば語られる人口1000人あたりの病床数が多く、医師数が少ないことに加えて、人口1人あたりの外来受診数がきわめて多いことがわかる。必要性の低い無駄な医療機関の受診が多いということだろうか（それもあるかもしれないが)。

わが国では、さまざまな医療の利用者が、自分のかかりたい医療機関を選んで、基本的にはいつでも受診することが可能であり、この「フリーアクセス」が美点であるとされている。一見、利用者側にとって自由度の高い、この仕組みを可能としているのは、法律や規則ではまったくなく、ただ利用者の自律的なコントロールが、受診行動について健全に機能しているからにすぎない。だから、慢性疾患などの患者のみを考慮している限りにおいては、そこそこ、うまくいくわけである。ところが、救急的要素の高い分野の医療、需要に大きな変動がある分野の医療などでは、当たり前だが、変動への対応力が問われることになりやすい。コロナ禍の状況を思い浮かべれば、想像しやすいだろう。

政策的決定による医療供給側の重要な変化を見てみよう。1985年に策定された「国立病院・療養所の再編成・合理化の基本指針」に始まる供給体制の見直しにより、ナショナルセンターを含め、独立行政法人化されるか民間へ移譲、廃止などされ、いわゆる国立病院はなくなった。地域医療を支える基幹施設であった各国立大学附属病院は、国立大学が法人化され、国からの補助が削減された。税金や補助金を受ける公立病院や公的病院においても、民間医療機関と同様に病院経営が重要となり、地域医療構想に基づいて統合や機能分化を進めるという理想は、これはこれで一見正しいように思われる。しかし、これは簡単に言ってしまえば、全般的な合理化・効率化をめざすこととなる。具体的には、医療機関は常に満床で大忙しの状態を維持しないと赤字化するということだ。要するにどこにも余裕はなくなり、さまざまな対応力が次第に低下することは自明であろう。これ以上のことは、本書の範囲を超えることとなるので、専門家にお任せしたいが、実はこの流れは、本書のテーマであるゲノム研究などについての取り組み方とも無関係ではない。

法令ではない省庁の指針や学会の会告を順守する日本

それは、法令やガイドラインなどによる規制や制限のあり方と、実際の現場に及ぼす影響の話に帰着する。

前章でも述べたように、わが国では、胚研究をめぐる四半世紀に及ぶ議論がある中で、いわゆる「クローン規制法」以外の直接的な法の制定はなく、省庁の「指針」と日本産科婦人科学会の「会告」に基づく運用が行われてきた。

まず、法律と政省令の違いについて、明確にしておこう。わが国の法律は、提出された法案について、国会が審議をして成立したのち公布され施行される。憲法第41条は、「国会は、国権の最高機関であつて、国の唯一の立法機関である」としているので、法案は国会議員が提出する（議員立法）のが原則であるが、実際には内閣が提出する法案（閣法）が約6割を占め、成立する法律の約8割は閣法である。これは、英国などでも同様の傾向だそうだ。一方、政令は、憲法第73条6号に、内閣が他の一般行政事務のほかに「この憲法及び法律の規定を実施するために、政令を制定すること」とあることに基づいて制定される。同号には「但し、政令には、特にその法律の委任がある場合を除いては、罰則を設けることができない」（傍点は筆者）とあり、これが重要なのである。省令も同様だが、制定権者が各省の大臣である。法律と政省令は、いろいろ異なるが、このように、政省令は、国会の審議が不要なこと、罰則がないことが大きく異なる点といえる。省庁指針は必ずしも政省令ではないが、政省令と同様の取り扱いを受ける場合が多い。たとえば政省令は、行政手続法第39条に基づく意見公募手続として、意見募集をする（パブリックコメント）ことが定められており、Webサイト上で30日以上、意見公募が行われる。省庁指針も改正などに際して、任意というかたちでパブリックコメントを募る。これは、よい仕組みなのであるが、あえて問題を挙げるとすれば、最近はあまりにも数多くのパブリックコメントの募集が各省庁から連日のように行われていることである。この文章を書いている時点でe-Gov パブリックコメント（https://public-comment.e-gov.go.jp/servlet/Public）を参照すると、2941件の募集中があり、結果の公示が7987件について示されている。つまり、省庁指針についても、一般のチェックを受ける仕組みが導入されているのであるが、省庁のホームページを見に行くことを趣味にでもしていない限り、これらをチェックする国民がどれほどいるだろうか。何か問題が含まれているような場合に、「木を隠すなら森の中」という結果になっていないか、私など少し心配になってしまうのである。

さて、省庁指針にも、前述のように罰則がないのだが、現実には各種研究の立案や実行に関して、まさしく実効性のある規制として機能している。各研究機関ではそれぞれの倫理指針に従って、研究倫理審査や研究実施許可後の定期報告、監査などが実行されている。「憲法及び法律の規定を実施するため」の政省令に準ずるはずの省庁指針に、必ずしもその親となる法令が存在していないことへの疑問が、さまざまな場所で法律の専門家から述べられる場面を、私は経験している。そして、指針は、それでもなお、おおむね機能しているように見える。

国民の自律性と同調性に依存したままでいいのか

おおむね機能しているように見える理由については、判断が難しい。罰則を伴う法律がなくても、政令や省令、さらには省庁からの通知などが、事実上「規範」として機能していることは間違いない。前に述べた「人工妊娠中絶」に関しても、「母体保護法の施行について」という厚生事務次官通知を改正するというかたちで、日本医師会からの疑義照会に対する対応がなされたのである。行政におけるこのような対応は、法律制定や改正を伴うものではないから、迅速で効率的である。さらに、ほとんどの人々は、見事なほどこれに従うのである。そう、ここでもまた自律的コントロールが働く。自らを制して、規範という「約束」を守るのである。

その背景にある一要素として、きわめて想像しやすいのが、いわゆるわが国の「同調圧力」による「自己規制」ではないだろうか。お上に決めて欲しい、基準を明らかにして欲しい、自分で判断して何かトラブルになることは避けたい、こんなことを（私を含め）心の中で思っていることがあるのではないだろうか。お上の決定したことに対して、異議をとなえることの少ないおとなしい従順な羊のような医療者や研究者ばかりなのかと言えば、一人ひとりのお顔を思い浮かべると、私はけっしてそのようには思わないのであるが、それでも「約束」は守られていく。

しかし、一人ひとりの自律性と同調性に大きく依存する、このようなわが国における「約束のかたち」が、すべての医療者や研究者、そして国民に対して、今後も十分に持続可能であるのかと考えると、かなり大きな疑問がわいてくる。「約束のしかた」には、いろいろあることはもちろんだ。「来週末、食事しようね」と言って別れた彼女が、その後まったく連絡が取れなくなってしまうような「約束」ももちろんあるわけだが、ここでいうのはそれではない。人と人だけでなく、人と国、また国と国の間にある「約束」を考えなければならない。なぜなら、私たちはすべての関係性を絶ってひとりで生きていく、あるいは生活していくことはできないからである。

9 総括

本書のまとめとして、私は、ここでゲノム研究とゲノム医療について、思うことを3点挙げておきたい。そして、できる限り、わかりやすい言葉で、要点のみを簡潔に述べたいと思う。

私たちは皆、ゲノムの子

第一は、私たち一人ひとりが全員、本書のタイトルである「ゲノムの子」であることを大前提として、今日では、すべてを考えていかなければいけないということだ。もしもあなたが「そんなことは嫌だ」とか「私には関係ない」と思っているとしても、これを避けることはできない。なぜか。

あなたの「存在」自体が、一定範囲ゲノムの反映だからだ。たとえば、さまざまな病気は、多かれ少なかれ、あなた自身のゲノムが関連していることを述べた。感染症ですら、感染しやすさに一人ひとりの遺伝的背景が関係していることがわかっている。また、ゲノムを構成する約30億の塩基対のうちたったひとつが、欠失したり、また別の塩基になったりしているだけで起こる重篤な病気もたくさんあることを述べた。これに加えて、ゲノムは、一人ひとりの違いや個性にも関係している。今この本の最終章までたどり着いたあなたと、今キーボードをたたいている私は、もちろん異なる人間だ。しかし、あなたと私はほとんど共通のゲノムを持っている。さまざまな小さな違いが積み重なって、ふたりの違いが存在しているにすぎないのだ。いや、それどころか、むしろ人類は皆誰しもが、ほとんど共通のゲノムを共有しているというべきなのである。さらに言うならば、チンパンジーと人類の間にも大した差はなく、大部分を共有している。

それでもなお、このゲノムが人それぞれの個性を作っているのだ。

しかし、ゲノムは、世代を積み重ねるとともに、コンスタントに変異を繰り返していく。その積み重ねが、多様な生物種の出現と、さまざまな異なる方向への進化によるそれぞれの繁栄と滅亡につながってきた。

この前提条件で、人類はゲノムのみに依存しない知識や技術の伝達法と伝承法をさらに自らのものとしてきた。だからこそ、ここまで文化や文明を蓄積・発展させることができた。すなわち、言語や文字などの創造によるコミュニケーションと分担、分業、共同作業の実現に始まる歴史のひとコマずつの積み重ねの結果として、ついには、ヒトの全ゲノム解析を実現し、さらにはゲノム編集という技術を獲得するに至ったのである。

特にヒトを歴史的に苦しめ、寿命を規定してきたさまざまな疾病について、その背景にあるゲノムの問題が明確になり、これまで想定できなかった個人のゲノム解析による診断や、個人のゲノムの背景による治療選択が現実となった。病院やクリニックでこれらゲノムを用いる診断・治療が日々行われているばかりか、今後はゲノムそのものの治療まで拡大することが予想できる状況になっていることを本書では紹介した。そして、たとえばミトコンドリア病を含む遺伝性疾患の治療がすでに実用化されつつあること、当初は不妊症治療の方法にすぎなかった生殖医療が、ゲノム医療と不可分でより広いスコープを持つ着床前検査と一体化した医療へ変化しつつあることを述べた。

このような重大な変化が現在進行形で進むゲノム研究の現在を、私たちはどのように評価するべきなのであろうか。新しい技術や方法については、もちろん科学的な評価がまず必要となる。しばしば言われるように、医療は実験的医療、研究的医療として始まり、経験とエビデンスの蓄積とともに、日常的医療、一般的医療としてより広く受容されていく。しかし、同時に、その医療が、社会的、文化的に受容可能なのかどうかという評価基準も忘れてはならないだろう。そして、その評価の前提となるのは、研究成果の蓄積と、十分な公開性を確保した検討の場であろう。何よりも大切なのは、ゲノムなんぞ、よくわからないから私は知らないでもよいという態度ではなく、少しでも知るようにそれぞれががんばり、社会はその努力を継続的に全面的にサポートすることだ。ゲノムから離れること、ゲノムを知らないでいること、無視することは、申し訳ないが、もはやできない相談である。

ゲノム研究とその応用の目標とは

第二のポイントは、ゲノムについて、基礎研究や医学・医療応用まで含めてさまざまな議論が行われる中で、どのようにその議論の目標設定がされているかという点に、特に注目すべきであるということだ。私たちが今ゲノムについて知っていることは（医学でも、自然科学でも同じだが）、本当はほんのわずかなこと、きわめて一部のことにすぎない（けっして、なんでもわかっているわけではない！　すべてわかっているような顔をしている医者や科学者がもしいたら、まず疑ってかかるべきだ）。ここをまず認めなければならない。だから、最終的結論など出るはずがないことは自明だ。さらに言うならば、最終的結論なんてものは、そもそも、もとより存在し得ないおよそ無意味な概念で、「地球の終わりがいつだかわかった時に、最後に何を食べたいか」くらいのレベルでしか、語ることはできない可能性が高い。不可知論になってしまう可能性があるのでできれば避けたい論理ではあるが、実際シュートが決まったと思う瞬間に、ゴールが移動してしまうこともある。つまり、目標設定はいつでも常に暫定的結論になる。

そして、重要なことは、ゲノムに限ったことではないが、社会的、文化的な評価というのは、けっして多数決であってはならず、また、全員一致の結論もあり得ないことを認識しておくべきだ。いろいろな結論が、同時に共存・併存する可能性を常に追求するべきだ。なぜなら、もし多様な価値観や相反する意見を、あえてひとつに収束させようとする無理で無駄な試みを続けると、それは永遠の議論と未決に至るからだ。そうではなく、異なる考え方が共存・併存できること、多様な仲間や味方さらには敵を許容できること、そして思想や信念が異なっていても、互いにリスペクトできることが目標だ。ここに並べたことは「望ましい」というレベルではなく、むしろ「義務である」というべきだろう。したがって、そのためにも、目標設定は常に暫定的でなければならない。

「約束」が誰の目にも見えるように

第三に、目標に近づくために、どのような「約束のかたち」を実現するかである。あなたひとりしか地球上に存在しなければ、何も相談する必要はないが、ふたり以上存在する以上は、何か「約束」が必要になる。それでも、普段から日常に用いられるルール・規則などについて、法律などを定める絶対的必要性のある部分は限られるはずだ。「信号が赤ならば止まる、青なら進む」というルールは不可欠で、何も決めなければ交通事故続出だろう。また、決めても守らない人がいるから罰則が道路交通法で定められることになる。一方、何も決めなくても、普通の人が疑問を持たずに皆がすることには、ルール・規則をわざわざ作る必要はないし、誰も守れないようなルール・規則を作るのは完全に無駄である。つまりルール・規則は、ある特定の幅に収まる範囲の「約束」となる。言い換えれば、ほとんどの人はほうっておいても守るが、一部こっそりと守らない人がいるような場合の約束、そのかたちのひとつが罰則を伴う法律なのだ。

もちろん、そんな面倒なことはせずに、「掟《おきて》」がすべてというのも、限定された「業界」ではあり得るだろう。HFEAが出していて、英国の体外受精クリニックで行われる診療について、憲法のように君臨する重要な文書は「Code of Practice（COP）」（私は「日々の掟」と訳したい）と名付けられている。でも、こちらは本書で頻出したHFE法に基づいて国に準ずる機関が責任を持って発刊する大部の文書である。一方、日本産科婦人科学会の「会告」は、学会が内部で検討し会員向けに示す文書であり、むしろ、もっと限りなく「掟」に近いと私は個人的に感じている。ところが、これについて「法律のようなもの」と勘違いしている向きも多く、一般市民を含めて「会告」が規範として機能することを前提とするような報道も見られる。たとえば、「わが国では、代理懐胎は禁止されている」と書かれることがしばしばあるが、正確には「日本産科婦人科学会に登録された体外受精クリニックが代理懐胎を行うことは、会告により禁止されている」のである。学会員以外の非業界人に対しても、「会告」がさまざまに大きな影響を与えているのは、いかがなものかとも思う。一般市民をも含む「約束のかたち」を必要とするのであれば、法律や国・省庁のガイドラインを別に作成して、きちんと対応するのが筋であり、学会員向けの規範の守備範囲を拡大解釈するというのは、いかにも不適切と思う。

「約束のかたち」としてどのような選択をするかは、とても重要なのである。なんでもかんでも、国の法律でがんじがらめになることを望む読者は、ひとりもいないだろう。どこまで規制するか、制限するかについては、必ずしも全員の意見は一致しない。そして、おそらく規制したり制限したりする対象や規模などの外形的基準だけでなく、心の中の要素、つまり約束をする人々のメンタリティにより、妥当性の高い選択（妥協点ともいえる）が、それぞれに、また場合によって、異なってくるのではないだろうか。

本書では、さまざまなゲノムに関連する事項、特に現在もっとも注目を浴びているゲノム編集を含む胚研究や将来のゲノム医療や生殖医療について、海外における、それぞれに大きく異なる対応を紹介してきた。対応が大きく異なる理由は明らかで、どれもこれも中学で習う単純な数学のように、単一解が得られるはずのないものばかりだからだ。さまざまな歴史的経緯や文化的・宗教的背景の相違は、もちろん大きな影響を与える。国の面積や人口なども重要だ。したがって異なる前提や多彩な要素を含む多元方程式になっている上に、何よりも重要なことは、解はひとつとは限らないことだ。

だから、ここでもコンスタントにその場の小解決をめざすようなアプローチを継続していくことが、私たちにとって、もっとも現実的な対応なのではないかと私は考える。これを、その場しのぎと批判してはいけない。科学技術や医療に関連して国が作るべき法律やガイドラインは、いつでも小規模かつ暫定的なものであるべきだろう。新たな科学的発見や急速な進歩発展が予測される分野では、むしろ、朝令暮改は大歓迎すべきである。そして、包括的に網をかける未来永劫《えいごう》に効力を持つ印象を与えるようなドグマ的規制や制限は、可能な限り避けるのが、この国においては賢明なのではないか。「同調圧力」や「空気を読む文化」がもし今後も維持されるならば（きっと維持されると思う）、規制や制限の限りない拡大・拡張を防ぐために、このことは重要だと思う。

だからといって、ゲノム医療と生殖医療の世紀である今世紀のこれまで、法整備などの十分な対応ができずに失った20年を、私はなかなか許すことができず、残念な気持ちが残ってしまうのである。なぜなら、さまざまな議論が熱心に行われてきたにもかかわらず、最小限必要と思われる法律など、現時点では「約束のかたち」が具体的に見えていないからである。ただ、希望を捨ててはいけない、これからだ。

エピローグ

Dr. Heなる謎めいた人物に関する1通のメールから始まるという、この本を手に取って、最後までお読みいただきまして、どうもありがとうございました。

本書に登場する人物は、すべて実在する人物で、記載した内容は、私自身が直接インタビューした時から保存してある、さまざまな記録媒体を聞き直して、日本語に置き換えたものである。なお、インタビューはすべて通訳を介さず英語で行った。

今回、この本を書くにあたり、内容に正確を期すため、可能な限り録音された記録を再チェックした。20年以上前、このような手法を始めた当初は、カセットテープを用いるウォークマンや、知る人ぞ知るオリンパスのマイクロカセットレコーダー（このカセットがきわめて高価だったことを覚えている）を使ったが、やはりMD（ミニディスク）ウォークマンを用いた期間がかなり長かった。改めて数えたら、机の中に73枚の録音済みMDがある。

1日分をMD1枚に収め、それぞれのMDのラベルにインタビューした相手の名前を書いてファイル管理をしていたので、今日でも目的とする録音を見つけ出すのがとても簡単だ。2010年頃からは、機材をICレコーダーに変更したが、かえってファイル管理がとても難しくなってしまったことがわかった。デジタルの短いファイル名では、中身が何かわからず、たくさんあるファイルの中から、目的とする録音を探し出すことに、大きな労力を必要とした。

わざわざこんなことを書く理由は、MDによる記録は、ゲノムの構造に似ているなと思ったからである。DNAは大きさこそ違うものの、染色体という「カバン」に分別収載されている。そして、DNA上には機能するタンパク質になるアミノ酸をコードするエクソンの間にイントロンという最終的には除去される部分がはさまっている。しかし、イントロンには情報の読み始めなどの重要な情報が書かれている。つまり、ひとつの情報にそれぞれラベルが付いているようなものだ。

なお、本書の第6章「命の選別」のNIPTについての記述は、上智大学生命倫理研究所による『生命と倫理』8号（2021年3月刊行）に、「産婦人科医から見た非侵襲的出生前検査（NIPT）の本質」として執筆した文章に大幅に加筆改変したものである。他章は本書のために書き下ろした。

ひとりで海外出張したり、インタビューにでかけたりしたこともあったが、多くの場合、一緒に連れて行ってくださる、あるいは同行していただく共同研究者がいた。また、この間のインタビューを実現するために、渡航費用などのほとんどは、文部科学省、厚生労働省、AMED（日本医療研究開発機構）からの補助金により支払われた。それぞれの研究グループのひとりに加えていただいた出口顯島根大学教授、吉村泰典《やすのり》慶應義塾大学教授、苛《いら》原《はら》稔徳島大学教授、加藤和人大阪大学教授、前田恵理秋田大学准教授、阿久津英憲国立成育医療研究センター研究所部長に、心から御礼申し上げる（肩書きはいずれも研究当時）。特に本文中に頻繁に登場する阿久津英憲さんと出口顯さんには、御礼の言葉もない。

本書で取り上げたインタビューは、実はほんの一部であり、とても重要なことをご教示いただいたにもかかわらず、本文中に明記しきれていない方も少なくない。インタビューの相手を紹介してくださった多くの研究仲間や友人、そして御多忙にもかかわらずインタビューに応じていただいた皆様に心から感謝したい。また、本書の出版を可能にするため、大変お世話になった編集者の小峰敦子さんには、感謝の言葉を探すことが難しいほどである。集英社新書編集部の野呂望子《のぞみ》さん、千葉直樹さん、その他多くの方にお世話になり、とてもすべての方のお名前を挙げる余裕はないが、この場を借りて御礼を申し上げたい。

そして、私のメンターとして長い間、おだてたりなぐさめたり、励まし導いていただき、2020年5月12日にCOVID-19（新型コロナウイルス感染症）でお亡くなりになったストックホルムのカール・ニグレン（Karl G Nygren）先生に、この本を捧《ささ》げたい。私の心の支えとなっているカールに最後にお会いした日のことを、私は生涯忘れ得ない。

石原 理（いしはら おさむ）

一九五四年東京都生まれ。女子栄養大学栄養学部教授（臨床医学）および女子栄養大学栄養クリニック所長。埼玉医科大学名誉教授。一九八〇年、群馬大学医学部卒業後、東京大学医学部産婦人科助手などを経て、二〇〇二年から埼玉医科大学産科婦人科学教授、二〇二二年から現職。専門は生殖内分泌学、生殖医療、生殖人類学。一般向け著書に『生殖革命』『生殖医療と家族のかたち』『生殖医療の衝撃』などがある。

ゲノムの子《こ》 世界《せかい》と日本《にほん》の生殖《せいしょく》最前線《さいぜんせん》

集英社新書一一三九I

二〇二二年一一月二二日 第一刷発行

著者……石原《いしはら》 理《おさむ》

発行者……樋口尚也

発行所……株式会社集英社

東京都千代田区一ツ橋二-五-一〇 郵便番号一〇一-八〇五〇

電話 〇三-三二三〇-六三九一（編集部）

〇三-三二三〇-六〇八〇（読者係）

〇三-三二三〇-六三九三（販売部）書店専用

装幀……原 研哉

印刷所……大日本印刷株式会社 凸版印刷株式会社

製本所……ナショナル製本協同組合

定価はカバーに表示してあります。

ISBN 978-4-08-721239-6 C0247

集英社新書　好評既刊

科学——G

博物学の巨人 アンリ・ファーブル	奥本大三郎
物理学の世紀	佐藤 文隆
生き物をめぐる4つの「なぜ」	長谷川眞理子
ゲノムが語る生命	中村 桂子
安全と安心の科学	村上陽一郎
松井教授の東大駒場講義録	松井 孝典
時間はどこで生まれるのか	橋元淳一郎
スーパーコンピューターを20万円で創る	伊藤 智義
非線形科学	蔵本 由紀
欲望する脳	茂木健一郎
大人の時間はなぜ短いのか	一川 誠
化粧する脳	茂木健一郎
電線一本で世界を救う	山下 博
量子論で宇宙がわかる	マーカス・チャウン
挑戦する脳	茂木健一郎
錯覚学——知覚の謎を解く	一川 誠
宇宙は無数にあるのか	佐藤 勝彦
ニュートリノでわかる宇宙・素粒子の謎	鈴木 厚人
宇宙論と神	池内 了
非線形科学 同期する世界	蔵本 由紀
宇宙を創る実験	村山斉・編
地震は必ず予測できる！	村井 俊治
宇宙背景放射「ビッグバン以前」の痕跡を探る	羽澄 昌史
チョコレートはなぜ美味しいのか	上野 聡
AIが人間を殺す日	小林 雅一
したがるオスと嫌がるメスの生物学	宮竹 貴久
地震予測は進化する！	村井 俊治
プログラミング思考のレッスン	野村 亮太
ゲノム革命がはじまる	小林 雅一
ネオウイルス学	河岡 義裕
リニア新幹線と南海トラフ巨大地震	石橋 克彦
宇宙はなぜ物質でできているのか	小林誠・編著
「推し」の科学	久保(川合)南海子

教育・心理――E

- 大学サバイバル　古沢由紀子
- 語学で身を立てる　猪浦道夫
- ホンモノの思考力　樋口裕一
- 共働き子育て入門　普光院亜紀
- 世界の英語を歩く　本名信行
- かなり気がかりな日本語　野口恵子
- 人はなぜ逃げおくれるのか　広瀬弘忠
- 悲しみの子どもたち　岡田尊司
- 行動分析学入門　杉山尚子
- 就職迷子の若者たち　小島貴子
- 日本語はなぜ美しいのか　黒川伊保子
- 「人間力」の育て方　堀田　力
- 「やめられない」心理学　島井哲志
- 外国語の壁は理系思考で壊す　杉本大一郎
- ○《まる》のない大人　×《ばつ》だらけの子ども　袰岩奈々
- メリットの法則　行動分析学・実践編　奥田健次
- 「謎」の進学校　麻布の教え　神田憲行
- 孤独病　寂しい日本人の正体　片田珠美
- 「文系学部廃止」の衝撃　吉見俊哉
- 口下手な人は知らない話し方の極意　野村亮太
- 受験学力　和田秀樹
- 名門校「武蔵」で教える東大合格より大事なこと　おおたとしまさ
- 「本当の大人」になるための心理学　諸富祥彦
- 「コミュ障」だった僕が学んだ話し方　吉田照美
- TOEIC亡国論　猪浦道夫
- 「考える力」を伸ばす　AI時代に活きる幼児教育　久野泰可
- 保護者のための　いじめ解決の教科書　阿部泰尚
- 大学はもう死んでいる？　苅谷剛彦／吉見俊哉
- 「生存競争《サバイバル》」教育への反抗　神代健彦
- 毒親と絶縁する　古谷経衡
- 子どもが教育を選ぶ時代へ　野本響子
- 僕に方程式を教えてください　髙橋一雄／瀬山士郎／村尾博司
- 不登校でも学べる　おおたとしまさ